JN199230

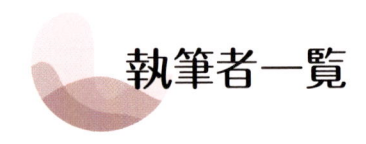

執筆者一覧

● 編　集

日本造血細胞移植学会

● 編集委員

岡本真一郎	おかもと　しんいちろう	慶應義塾大学医学部血液内科
高坂久美子	たかさか　くみこ	名古屋第一赤十字病院看護部
森　　文子	もり　あやこ	国立がん研究センター中央病院看護部
山花　令子	やまはな　れいこ	東京医療保健大学千葉看護学部

● 執　筆（項目順）

森　　文子	もり　あやこ	国立がん研究センター中央病院看護部
岡本真一郎	おかもと　しんいちろう	慶應義塾大学医学部血液内科
近藤　咲子	こんどう　さきこ	慶應義塾大学病院看護部
土井　久容	どい　ひさよ	神戸大学医学部附属病院看護部
森　　毅彦	もり　たけひこ	慶應義塾大学医学部血液内科
黒澤　彩子	くろさわ　さいこ	国立がん研究センター中央病院造血幹細胞移植科／伊那中央病院腫瘍内科
稲本　賢弘	いなもと　よしひろ	国立がん研究センター中央病院造血幹細胞移植科
濵田のぞみ	はまだ　のぞみ	国立病院機構米子医療センター看護部
塚越真由美	つかごし　まゆみ	国際医療福祉大学病院看護部
横田　真紀	よこた　まき	自治医科大学附属病院看護部
八島　朋子	やしま　ともこ	慶應義塾大学病院看護部
井上　雅美	いのうえ　まさみ	大阪府立病院機構大阪母子医療センター血液・腫瘍科
福地　朋子	ふくち　ともこ	大阪府立病院機構大阪母子医療センター看護部
山花　令子	やまはな　れいこ	東京医療保健大学千葉看護学部
森　　一恵	もり　かずえ	関西国際大学保健医療学部

第2版 はじめに

　1980年代の近代的移植の幕開けから，骨髄・さい帯血バンクの整備，移植法やその支持療法の目覚ましい進歩に支えられ，同種造血細胞移植は多くの難治性造血器疾患の根治療法として盛んに施行されてきた．そして，移植件数増加とともに多くの移植患者がより長期に生存するようになった．しかし，長期生存者が着実に増加する一方で，移植対象疾患の根治が得られても，社会復帰までには移植後後期合併症に伴う生活の質の低下，不妊，二次がん，復職・復学の問題など多くの課題が残されていることが明らかとなってきた．そして，移植後の治癒の可能性を拡大するだけでなく，その質をしっかりと担保するフォローアップ体制を構築することが不可欠であると広く認識されるようになった．

　これを受けて2012年度の診療報酬の改定で，看護師を含むさまざまな職種の専門家による同種造血幹細胞移植患者の外来フォローアップ体制が「造血幹細胞移植後患者指導管理料」として算定されるようになった．この造血幹細胞移植後患者指導管理料の施設基準では，造血幹細胞移植に従事した経験を有し「移植医療にかかわる適切な研修」を修了した専任の常勤看護師の配置が求められ，日本造血細胞移植学会は，これまでの看護部会で行われた研修の質をさらに高めた「造血細胞移植後患者の外来におけるフォローアップにかかわる看護師」を対象とした研修会を開始した．この研修会は，単に施設要件を満たすための看護師研修ではなく，造血細胞移植後患者の外来でのフォローアップに継続的に加わり，そのさまざまな病態・問題に対して適切に指導・介入し，フォローアップの充実を図るとともに，医師の負担軽減にも貢献できる看護師を育成することを目的としたものである．

　本書籍は，この研修会の教科書として，2014年3月に初版が発刊された．そして，2014年以降のわが国における移植後合併症，生活の質，社会復帰に関するエビデンスを盛り込み，その内容をより充実させたのがこの改訂版である．少子高齢化が進むわが国においては，完璧な社会復帰を目標とした移植医療体制を構築することが切に求められている．是非，各施設での移植後外来フォローアップの看護に本書を役立てていただければ幸いである．

　2019年8月

岡本真一郎
高坂久美子
森　　文子
山花　令子

初版 はじめに

　同種造血幹細胞移植に用いる幹細胞を提供する骨髄バンクや臍帯血バンクの整備に伴い，その施行件数は年々着実に増加している．また，移植法やその支持療法の目覚ましい進歩によって，多くの移植患者がより長期に生存するようになった．しかし一方で，移植の対象となった疾患の根治が得られても社会復帰までには，移植後後期合併症に伴う生活の質の低下，不妊，二次がん，そして復職・復学の問題など多くの課題が残されていることも事実である．そして，移植後の治癒の可能性を拡大するだけでなく，その質をしっかりと担保するためには，医師・看護師・そのほかの職種がチームを編成し，包括的かつ長期的な移植患者のフォローアップ体制を構築することが不可欠であると広く認識されるようになった．

　日本造血細胞移植学会看護部会では，同種造血細胞移植を含む血液造血器腫瘍疾患看護にかかわる看護師のクリニカルラダーを作成するとともに，毎年の学会総会などで，看護教育セミナーで講義を受ける機会を設け，看護師の成長発達を促進できるよう取り組んできた．そして，2012年度の診療報酬の改定においては，「造血幹細胞移植後患者指導管理料」が新設されたが，これによって看護師を含むさまざまな職種の専門家による同種造血幹細胞移植患者の外来フォローアップ体制が移植患者の予後改善に必要不可欠な医療体制であることが再確認されたわけである．

　この造血幹細胞移植後患者指導管理料の施設基準では，造血幹細胞移植に従事した経験を有し「移植医療にかかわる適切な研修」を修了した専任の常勤看護師の配置が求められた．そこで，日本造血細胞移植学会では，これまでの看護部会で行われた研修の質をさらに高めた，同種造血幹細胞移植後患者の外来におけるフォローアップにかかわる看護師を対象とした研修会を新たに企画した．この研修会は，単に施設認定を満たすための看護師研修ではなく，同種造血幹細胞移植後患者の外来でのフォローアップに継続的に加わり，そのさまざまな病態・問題に対して適切に指導・介入し，フォローアップの充実を図るとともに，医師の負担軽減にも貢献できる看護師を育成することを目的としたものである．

　本書は，これまでに開催された数回の研修会の研修内容を基に，各分野のエキスパートが，同種造血幹細胞移植後の外来フォローアップに関与する看護師がチームの要となって活躍するために不可欠な知識を，詳細かつわかりやすく執筆したものである．今後の研修会の教科書として使用することを目的とした書籍であり，おそらく看護師を対象とした同種造血幹細胞移植後外来フォローアップに特化した初めての教科書である．

　ぜひ，各施設での移植後外来フォローアップの看護に役立てていただくとともに，実際の看護の経験を通して，今後の改訂に役立つご意見をいただければ幸いである．

2014年2月

岡本真一郎
近藤　咲子
高坂久美子
森　　文子

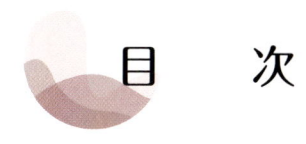# 目　　次

IV章　移植後長期フォローアップの実際　　143

1　移植後長期フォローアップ外来運営を支援するツール

黒澤　彩子，塚越真由美 145

2　外来面談・相談対応に活用できるコミュニケーション・スキル

森　　文子，山花　令子，森　　一恵 161

I

総　論

1 造血細胞移植後患者の長期フォローアップとは

A. 移植後患者のQOLと長期フォローアップの必要性

　造血細胞移植は血液疾患患者にとって疾患の根治を目指す有望な治療法として行われてきた．前処置療法の選択肢の増加，骨髄抑制期の感染対策や支持療法の改良，免疫抑制療法の進歩，ドナー選択肢の増加などを背景に，移植適応となる患者も増え，国内では年間3,500〜3,600件の造血細胞移植が行われている[1]．多くの患者が移植後も長期生存できるようになった一方で，HLA半合致移植や非血縁ドナーからの末梢血幹細胞移植も徐々に増え，移植後の移植片対宿主病（graft-versus-host disease：GVHD）のコントロールなど，移植後の経過をいかに支えるかということは重要な課題となっている．

　造血細胞移植後は経過が長期であるため，入院加療から外来通院に移行したとしても継続的に支援する体制があることは，患者・家族が安心して移植に臨むためにも重要である．患者・家族が移植後にも望む過ごし方ができるよう，さまざまな移植後合併症や感染症のリスクを考慮したモニタリングにより早期対応し，日常生活だけでなく職場や学校などの社会生活への復帰をスムーズに進め，QOLを高めるための長期フォローアップが求められる．

　また，原疾患の治癒を目指して移植を行っても，生着不全や拒絶，原疾患の再発により，再移植やドナーリンパ球輸注（DLI），抗がん薬治療などが必要となる場合や，合併症や感染症により全身状態の悪化を生じる場合がある．患者や家族が感じる不安や焦燥感などの気持ちの表出を促し，受容したうえで，これからできることについて建設的に取り組んでいくことも重要である．

B. 移植後患者指導管理料

1. 移植後患者指導管理料とは

　「多職種が連携した，より質の高い医療（チーム医療）の推進」の1つとして，2012年度診療報酬改定において「移植後患者指導管理料」が新設された．移植後患者のさまざまな病態・問題に対して適切に介入し，移植成績の向上と造血細胞移植患者のQOL向上に貢献することは重要である．多職種が連携したより質の高い医療の提供や医療者の負担軽減に寄与するような取り組みを評価することが基本的な考え方である．とくに外来診療を勘案し，医師，専門性の高い看護師などのチームによる医学管理を評価するもので，移植後患者の長期フォローアップ（long term follow-up：LTFU）に不可欠なチーム医療の推進において看護師の役割に対する期待は大きくなった.

移植後患者指導管理料の保険収載後,日本造血細胞移植学会主催の「同種造血細胞移植後フォローアップのための看護師研修会」では2018年度までに1,200人以上のLTFU外来担当看護師を育成してきた.また,同学会ガイドライン委員会からは,LTFU外来のためのガイドラインも発刊された.これらが後押しとなり,移植後患者指導管理料算定対象となるLTFU外来を開設する施設は増加した.

診療報酬点数としては,下記のとおりである.月1回までの算定となるので,同月に2回以上のLTFU外来受診があったとしても2回目以降は算定されない.3割負担の患者であれば,算定された場合,実質900円/月の負担額となる.

〈移植後患者指導管理料〉
1　臓器移植後患者指導管理料　　　　　　300点（月1回）
2　造血幹細胞移植後患者指導管理料　　　300点（月1回）

2. 対象患者

造血幹細胞移植後患者指導管理料の対象患者は「造血幹細胞移植後の患者」とされている.同種移植後患者も自家移植後患者も対象患者となり,いずれも移植後経過に対するフォローアップを行った場合は算定可能である.また,小児悪性腫瘍患者指導管理料対象患者でも移植後患者で移植後経過に関連した指導・支援を実施した場合は同時算定が可能である.

3. 施設基準を満たす体制整備

施設基準としては,当該保健医療機関内に,以下のような専任の医師,看護師,薬剤師により構成される造血幹細胞移植に係るチームが設置されていることとされている.診療報酬算定開始にあたっては,当該保健医療機関は,管轄の地方厚生局等に届け出をする必要があり,下記チーム員の名簿を作成して提出する.その際に,看護師に関しては,所定の研修（日本造血細胞移植学会主催「同種造血細胞移植後フォローアップのための看護師研修」）を受講し,その修了証の写しを添付する必要がある.

〈造血幹細胞移植に係るチーム〉
①造血幹細胞移植に係る十分な経験を有する常勤医師
　＊造血幹細胞移植に従事した経験2年を有し,成人は10例,小児は7例の
　　造血幹細胞移植症例を経験していること.
②造血幹細胞移植に係る所定の研修を修了した常勤看護師
　＊造血幹細胞移植に従事した経験2年を有すること.
　（注：移植経験がなく,造血幹細胞移植拠点病院実施の基礎研修Ⅰ〜Ⅲ

を受講した後に「所定の研修」を受講した場合は，造血幹細胞移植に2年以上従事してからでないと算定開始はできない）．

＊研修については，日本造血細胞移植学会等の実施する造血幹細胞移植に係る研修の修了者を想定．研修は通算3日以上（講義，演習または実習），講義，演習は10時間以上のもの（実習は除く）．

③造血幹細胞移植に係る十分な経験を有する常勤薬剤師

＊免疫抑制状態にある患者の薬剤管理の経験があること．

4. 専門外来の設置

　移植後患者指導管理料算定のための要件として，「専門外来が設置されていること」も挙げられている．他の目的をかねた外来枠でなく，移植後患者を対象とした外来枠の設置が必要になる．同時に専用の診察室や物品などの環境整備も必要である．また，勤務する医師の負担軽減を考慮した，専門外来を担当する医療者の体制を整えることも必要である．設定した専門外来時間枠を誰が担当するのか，どのような時間枠を設定するのかを明確にすることが必要になる．

C. 移植後フォローアップ外来の開設・運営

1. 開設前の準備と開設後の運営

a◉ 同種移植後患者フォローアップ外来内容の設定

　国内外のガイドラインや文献，国内外のLTFU実施施設のフォローアップ項目などを参考に，同種移植後患者を対象とした外来でのフォローアップ体制を固める．これで自家移植患者のフォローアップ項目も網羅できる．移植後経過で生じる感染症，GVHD，臓器障害，晩期合併症を早期に確認し，適切に治療介入や生活指導を行うことをねらって検査項目や指導項目を検討する．

　原則的には，日本造血細胞移植学会ガイドライン[2-4]に準じて，LTFU関連項目，感染症対策・感染管理項目，GVHD関連項目を設定する施設が多い．

b◉ 対象患者（想定患者数・タイミング）

　同種移植後患者を対象と考え，自施設で年間どのくらいのLTFU受診患者数が想定されるか確認する．年間の移植件数に対して，すべての患者が毎回の外来受診と一緒にLTFU外来が必要になるわけではないため，受診タイミングの設定についても考えてLTFU外来の年間受診者数を想定する．臨床経過や薬剤投与計画，日常生活指導内容の確認・調整などのタイミングを考慮し，患者自身の自覚する問題やニーズにかかわらず，計画的に受診してもらう「節目受診日」と，患者のニーズや希望，担当医の必要性の判断により受診する「節目以外受診日」を設け，「節目受診日」は，移植後3ヵ月・6ヵ月・1年，以降1年ごととする施設が多い．

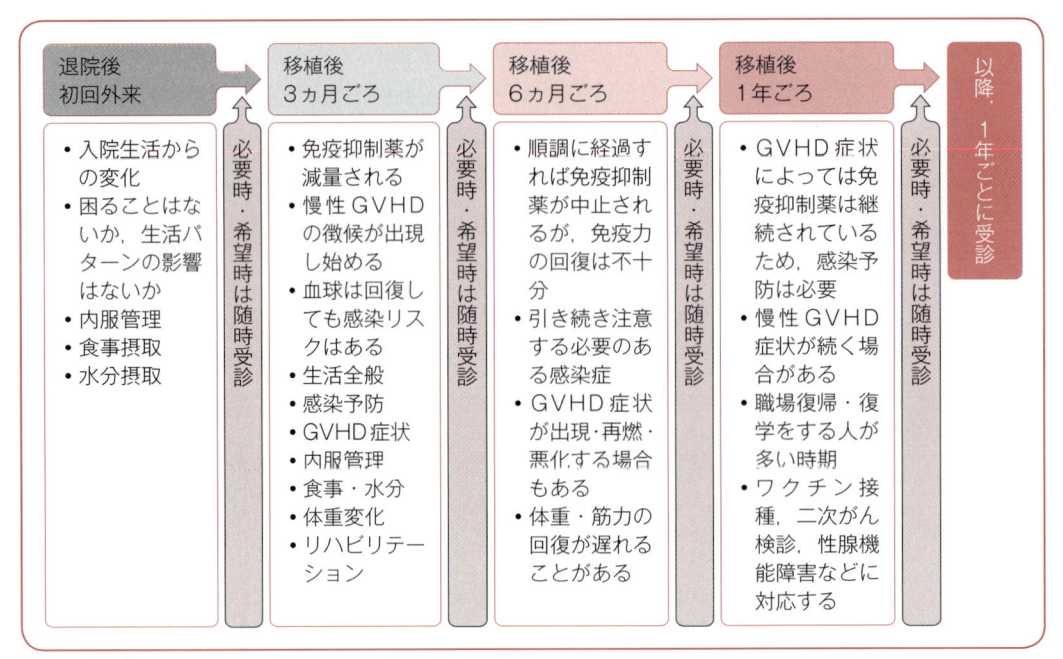

図1　移植後フォローアップ外来のタイミング（例）

c◉チェックアップ（フォローアップ）事項

　移植後1年以内にどのような事項をどのタイミングでチェックアップし，フォローするかを大まかに示したのが図1である．移植後2年以降も，移植後1年の項目に準じてチェックする．看護師は，感染予防，GVHDのケア，身体症状や日常生活のセルフケア，心のケアなど，今後の経過を予測してあらかじめ情報提供したり，生じている問題に対処できるように知識・技術の助言をしたりする．また，必要に応じて，薬剤師，管理栄養士，理学療法士などに連絡し，助言を受けたり，他科受診や処方を医師に相談したりすることでチーム内の調整役割をとる．

d◉実施したことの記録

　LTFU外来を受診し，その算定のためには，診療録（カルテ）への記録が必要である．医事課事務担当者や病院情報システム担当者と調整して，電子カルテ上の医事算定画面のなかで「造血幹細胞移植後患者指導管理料」を選択でき，実施内容を記録・確認できる画面を準備する．

　LTFU外来で得た患者情報やアセスメント，介入計画と実施内容の評価は電子カルテに記載する．また，具体的な指導内容を記載することが算定要件として必要とされているため，各施設が自施設の診療録システムに合わせて記録様式を工夫している．看護記録のための記録用テンプレートを活用したり，患者に事前に記載してもらう問診票を電子化したりして記録時間を効率化している施設は多い．今後は造血細胞移植患者手帳の浸透と活用が期待される．

e◉実施したことの評価

　実施したことの評価について，プロセス評価は比較的容易に設定できるが，アウ

トカム評価としては何が適切なのか，設定することが難しい．患者QOLの向上は
もっとも重要なアウトカムであるが，感染症や合併症などによる緊急受診や緊急入
院，免疫抑制薬などの服薬アドヒアランスとGVHD症状の関連，社会復帰の状態
と経過年数や合併症の関連など，さまざまな評価指標が考えられる．全国的に統一
された定量的評価指標をもつことは，LTFU外来機能の標準化や発展にも寄与する
と考える．

2. 関連部署や病院幹部の理解と協力の重要性

a❊病院幹部の理解を得る

　LTFU外来開設・運営における重要な因子として，「病院幹部に理解してもらう
こと・協力を得ること」がある．病院幹部の理解を得て，外来を開設し，継続的に
運営していくうえで協力を得ることに努力を要する施設は多い．

　国立がん研究センター中央病院の場合は，まず，これまでの実績や当院の果たす
役割を考えたうえで，LTFU外来開設に関する趣意書を作成して病院幹部に提出し
た．移植後患者指導管理料算定による収益見込みが提示できたことは強みであっ
た．看護部幹部（看護部長，副看護部長）がこれまでの実績を評価し，スムーズに
理解を得られたことは，LTFU外来開設を促進したと考える．そのため，外来各所
の受け入れ・理解もよく，外来の開設スペース確保，室内の環境整備や物品準備，
受診時の誘導体制などについて，具体的にかかわる外来診察領域の看護師長，看護
スタッフや事務員とも調整しやすかった．

b❊LTFU外来継続のために重要な看護管理者の役割

　多くの施設は移植担当病棟の看護師がLTFU外来担当日を設けて患者の受診に対
応している．外来所属の担当看護師，移植担当病棟以外の病棟看護師（過去に移植
病棟の経験がありLTFU研修受講済みの場合が多い）などを組み合わせて対応して
いる施設もある．これらをコーディネートし，LTFU外来運営を円滑に行ううえ
で，看護管理者の調整役割は非常に重要である．

　病棟看護師がLTFU外来を担当する場合，その看護師は日勤者として勤務計画さ
れる．外来担当看護師は1日もしくは一部時間帯，病棟勤務しないことを考えて勤
務・業務を調整する必要があり，病棟スタッフにもこの点を理解してもらう必要が
ある．移植病棟師長には，毎月の勤務計画作成時に，研修を修了したLTFU担当看
護師の外来担当日を考慮し，毎月の外来担当表も作成する役割がある．また，今後
のLTFU担当者として適任の看護師に声をかけ，研修受講を促したり，LTFU担当
看護師の意欲を引き出したりと，教育的な役割も果たす．造血細胞移植看護におけ
るキャリアパスのひとつとして，LTFU担当を位置づけ，看護師のモチベーション
アップにも働きかけることも看護管理者としての重要な役割である．このような看
護管理者の理解やサポートは，LTFU外来の継続と発展に欠かせないものと考え
る．

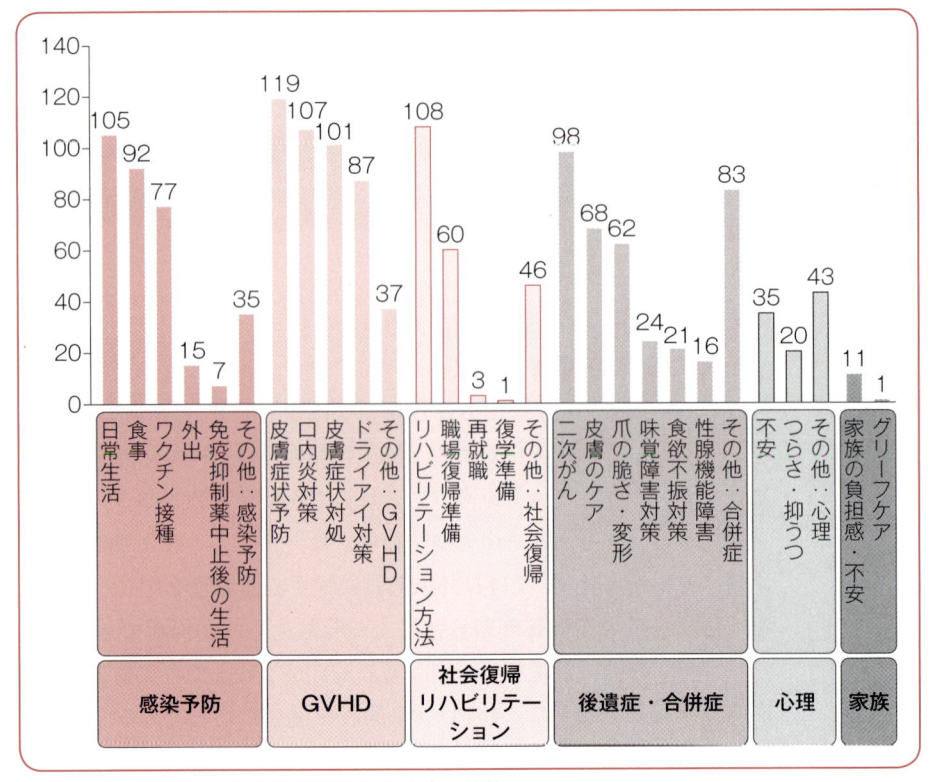

図2　LTFU外来で1年間に相談対応した内容の件数
（国立がん研究センター中央病院：来談228名・のべ388件，塚越ら．JSHCT．2014）

D．移植後長期フォローアップ外来における看護師の役割

1．移植後フォローアップ外来での看護介入の実際[5-7]（図2）

a＊移植後6ヵ月未満（図3）

　移植後6ヵ月未満の時期は自宅でも免疫抑制薬の内服を継続する必要があることが多いが，GVHDの症状がなければ免疫抑制薬を減量していく時期でもある．患者は退院時に一般的な生活の仕方を説明されていても，自宅に帰ってみると自分の免疫力や家庭での環境や状況に応じて感染予防の程度や範囲を判断することが難しく，不安が生じてくる．退院直後のほぼすべての患者が免疫抑制薬を内服しており感染症対策が必要で，抗がん薬などの副作用や合併症が持続している状況や急性GVHDを発症している場合もある．患者個々の状態と生活環境や生活パターンに合わせた感染予防策やGVHD予防のセルフケアについて助言し，計画することが必要である．

　また，退院直後の患者は自宅での生活で，体力，活動量の低下に直面しやすい時期であるため，日常生活の中での運動，活動量を調整することに取り組んでいる．この時期では体調に応じた具体的な運動の方法についてのアドバイスが必要となる．

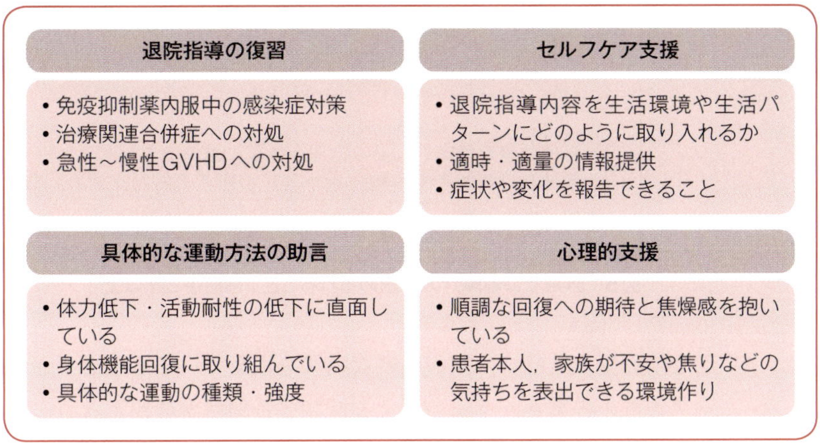

退院指導の復習

- 免疫抑制薬内服中の感染症対策
- 治療関連合併症への対処
- 急性〜慢性GVHDへの対処

セルフケア支援

- 退院指導内容を生活環境や生活パターンにどのように取り入れるか
- 適時・適量の情報提供
- 症状や変化を報告できること

具体的な運動方法の助言

- 体力低下・活動耐性の低下に直面している
- 身体機能回復に取り組んでいる
- 具体的な運動の種類・強度

心理的支援

- 順調な回復への期待と焦燥感を抱いている
- 患者本人，家族が不安や焦りなどの気持ちを表出できる環境作り

図3　外来での看護介入で求められること：移植後6ヵ月未満

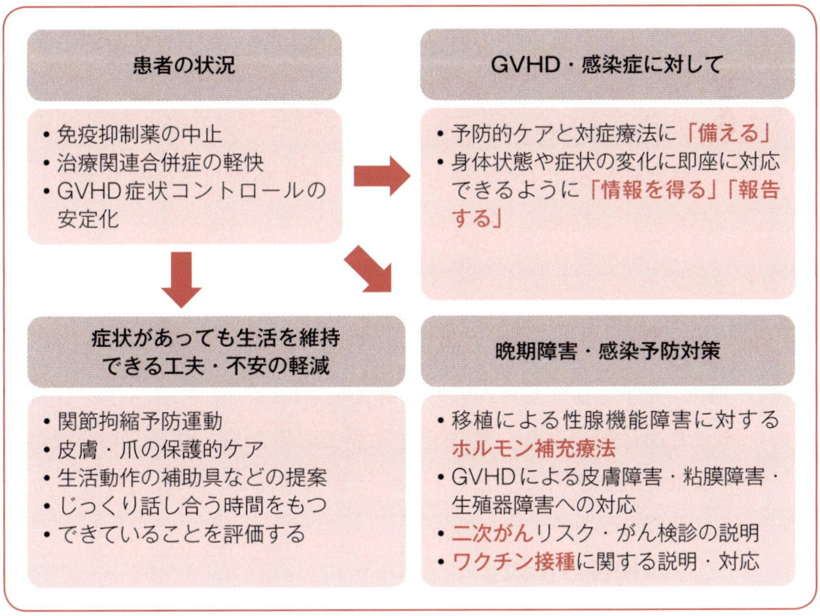

患者の状況

- 免疫抑制薬の中止
- 治療関連合併症の軽快
- GVHD症状コントロールの安定化

GVHD・感染症に対して

- 予防的ケアと対症療法に「備える」
- 身体状態や症状の変化に即座に対応できるように「情報を得る」「報告する」

症状があっても生活を維持できる工夫・不安の軽減

- 関節拘縮予防運動
- 皮膚・爪の保護的ケア
- 生活動作の補助具などの提案
- じっくり話し合う時間をもつ
- できていることを評価する

晩期障害・感染予防対策

- 移植による性腺機能障害に対する**ホルモン補充療法**
- GVHDによる皮膚障害・粘膜障害・生殖器障害への対応
- **二次がんリスク・がん検診の説明**
- **ワクチン接種**に関する説明・対応

図4　外来での看護介入で求められること：移植後6ヵ月〜2年未満

　移植前にもっていた移植後の回復状態に対する期待感から，「焦り」「戸惑い」「不安」を抱きやすい時期でありながら，社会復帰も目指す，不安と希望が混在する．患者・家族が気持ちを表出できる環境作りに努める必要がある．

b◉移植後6ヵ月〜2年未満（図4）

　移植後6ヵ月までの状態と比較すると，多くの患者は，免疫抑制薬内服は中止され，治療関連合併症も軽快し，GVHD症状のコントロールもある程度安定した状態になる．移植後6ヵ月以内と同様にGVHD症状に関するもの，食事内容や活動範囲などの感染予防に関する相談は多い．とくに，GVHDに関しては，発症前の予防的ケアと発症後のケアの両方に対して「備える」患者が多い．看護師からは適

- GVHDやその他の合併症が長期化している場合，不安や抑うつ気分に対処することを支援する場の提供.

- 移植体験を肯定的に振り返り，体験に意味を見出すこともある．移植を通し，病気を乗り越えようとする患者の努力を認め，高く評価し，ともに歩む姿勢で支持的・共感的にかかわる.

図5 外来での看護介入で求められること：移植後2年以上

切な情報提供を行い，回復困難な症状を抱えていても生活できる対処方法やセルフケア方法の提案と，不安の訴えを傾聴する態度が必要となる.

　一方で，およそ1年経過するころに職場復帰する患者も多く，移植後6ヵ月〜2年未満の時期では，筋力の回復や身体活動量の増加がみられる．日常生活や社会生活を維持している努力を認め，訴えを支持的・共感的に傾聴し，体調の変化に応じて社会活動を調整するセルフケアを維持できるよう，患者・家族と具体的に話し合う機会を設ける.

c◉ 移植後2年以上（図5）

　経過年数が多くなるほど，来談者数・相談対応は減少する．移植後の身体的状態が安定して経過している移植後患者が多い時期であると考える.

　この時期に特徴的なのは精神面の変化や不安に関連した相談対応が増加する点である．移植後2年以上の来談患者では，GVHDやその他症状が長期化し，それらの症状に悩まされ続けている特徴があると考える．症状の長期化により，精神面の負担が大きくなり，それらの対応に迫られていると予測される．一方で，移植体験を肯定的に振り返り，意味を見出すこともある．移植後のさまざまな体験を通して，病気を乗り越えようとする患者の努力を認め，患者と共に歩んでいく姿勢が医療者には望まれる.

d◉ 移植後5年以上

　移植後長期経過し，原病の再発もGVHDなどの合併症もなく，安定して経過している患者もいれば，GVHDなどの合併症や後遺症に長期間悩まされていたり，抗がん薬治療や放射線治療による二次がんなどの新たな問題に向き合ったりしている患者もいる．一見問題が無いようでも，何らかの臓器障害や生活習慣病などの合併症を有し経過観察と治療を行っている場合もある．症状や問題が慢性化していれば，それを受け入れて，自分なりの生活を見出すこともある．通院頻度は少ないか，もしくは終診していることもあり，患者が自己管理できるように支援して社会に送り出すことが必要である.

e◉ 原疾患が再発したとき

　移植後の経過の中では，原病が再発する場合もある．患者・家族が再発したことを告げられた時の心理的支援，これからの治療を選択するための意思決定支援，次の治療や対応と今後の経過に希望をもつことを支える場などが必要となる．このよ

うな再発が判明した初期の心理的動揺を軽減し，納得できる意思決定と見通しが立たない不確かさを受容することを支援し，患者・家族が選択した方針によって，次の支援者に引き継いでいく．

E. 今後の課題

LTFU外来における看護師の役割は，移植後患者・家族のQOL向上にとっても，チーム医療の推進においても，意義深いことが多い．患者・家族だけでなく，かかわる多くの医療者のもちうる力を最大限に引き出し，移植後患者・家族の長期経過を支える原動力になっている．看護師に対する期待は大きく，LTFU外来看護の質の向上に努めていくことは大きな課題である．

今後，全国的にもLTFU外来機能は標準化され，質の向上が求められる．また，移植施設と非移植施設の連携，専門病院と地域医療機関（プライマリ・ケア，在宅医療など）との連携も強化していく必要がある．移植累積件数や患者の特徴などの異なる施設での取り組みから，LTFU外来診療実績を明らかにし，一定の評価指標を活用して効果判定や評価を行うこと，担当看護師および関連職種の育成とスキルアップのための継続教育と連携体制が必要と考える．

文 献

1) 日本造血細胞移植データセンター：全国調査報告書，日本における造血幹細胞移植の実績2018年度版〈http://www.jdchct.or.jp/data/slide/2018/transplants_2018_JDCHCT_20190329.pdf〉（最終アクセス2019年8月）
2) 日本造血細胞移植学会ガイドライン委員会（編）：造血細胞移植学会ガイドライン，第4巻，医薬ジャーナル社，2017
3) 日本造血細胞移植学会（編）：造血細胞移植ガイドライン–造血細胞移植後の感染管理（第4版）〈https://www.jshct.com/uploads/files/guideline/01_01_kansenkanri_ver04.pdf〉（最終アクセス2019年8月）
4) 日本造血細胞移植学会（編）：造血細胞移植ガイドライン-GVHD（第4版）〈https://www.jshct.com/uploads/files/guideline/01_02_gvhd_ver04.pdf〉（最終アクセス2019年8月）
5) 塚越真由美，森　文子ほか：同種造血幹細胞移植患者における退院後のフォローアップに関する実態調査，第36回日本造血細胞移植学会総会（プログラム・抄録集，日本造血細胞移植学会），2014
6) 森　文子，山田真由美ほか：同種造血幹細胞移植後患者のQOLに影響を与える因子の検討，第32回日本造血細胞移植学会総会（プログラム・抄録集，日本造血細胞移植学会），2010
7) Mori A et al : Problems and needs related to physical and psychosocial rehabilitation at long-term follow-up unit（LTFU）nursing consultation for allogeneic hematopoietic stem cell transplantation（HSCT）recipients in Japan. 2011 BMT Tandem Meeting, Nursing Conference, Poster session. Feb, 2011

2 同種造血細胞移植とチーム医療

　1人の天才外科医による手術とは異なり，同種造血細胞移植は移植医だけでなくさまざまな職種の連携プレーが不可欠な医療である．言葉を換えていえば，同種造血細胞移植はチーム医療を実践するよい医療モデルであるとともに，質の高いチーム医療を実践することが移植の成功を大きく左右するといっても過言ではない．

　しかし，どのような職種をチームに加え，どのように連携プレーをすれば，患者に質の高い治療を提供することができるかに関しては，必ずしも正確に理解されていないのが現状である．一言でチーム医療といっても，表面的にさまざまな職種を集めて医療チームを編成するだけでは十分ではない．チームメンバーが互いに信頼し合い連携することで，初めてチーム医療はその威力を発揮するのである．

　本項では，同種造血細胞移植チームにおけるチームメンバーとその役割を紹介するとともに，理想的なチーム医療を実践するためポイントについて説明する．

A. チーム医療とは

　インターネットで「チーム医療」を検索すると，『医療にかかわるすべての職種が，それぞれの専門性を発揮するとともに，患者のニーズを考慮し，治療とケアを連携プレーする医療環境モデル』とか，『医療にかかわるすべての職種が，互いに対等に連携することでその専門性を発揮し，患者中心の医療を実現すること』など，さまざまな表現で定義されている．しかし，これらに共通するキーワードは専門性志向，患者志向，職種連携志向，そして協働志向であり，これがチーム医療において重要な要素であることが理解できる．

　長年，医師を絶対視する風土に培われてきたわが国の医療体制は，医師がそれ以外の職種と対等なパートナーシップをもって医療に携わることの障害となるだけでなく，患者が治療法の選択について自己決定することができず，いまだに「医師へのお任せ医療」を望む患者・患者家族をつくり出してきた．チーム医療を推進する第一歩は，このような社会的背景を十分に理解し，患者を中心に置き，患者を支持する各専門職が対等な立場でその立ち位置につく認識をチームメンバー全員で共有することである．

　ここで大切なのは，患者はチームの中心にいる大切なチームメンバーの一員であるという認識を共有することである．「お任せ医療」を求める患者が，積極的に，移植の場面ごとに，正確に病態を理解する「知る責任」を果たし医療に参加する（参加型医療）ことをサポートすることが必要である．さらに，チーム医療を単なる分業ととらえて，医師，看護師，その他の職種の仕事と責任の分担を明確にし，

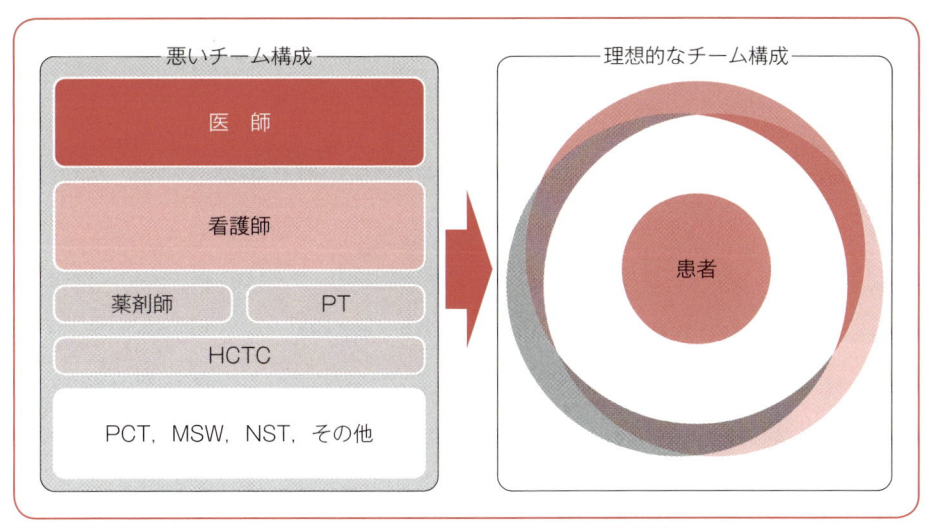

悪いチーム構成

医　師

看護師

薬剤師　　　PT

HCTC

PCT，MSW，NST，その他

理想的なチーム構成

患者

図1　同種造血細胞移植における移植病棟での理想的なチームのあり方
PCT：緩和ケアチーム

他の職種のやることには関知しないという誤った考え方も改めなくてはならない．チームメンバーは互いの専門性を最大限に発揮するとともに，密に連携して患者が社会に復帰するまでの過程をサポートしなくてはならない．移植病棟を例にとってみると，同種造血細胞移植における理想的なチームのあり方は**図1**のように示すことができる．

B. チームの種類とその構成メンバー

　がん治療にかかわるチームは大きく3つに分けることができるが，この基本的な分類は同種造血細胞移植のチーム医療にもあてはめることができる（**図2**）．この図からわかることは，医師以外の多くの職種や組織が造血細胞移植医療に関与しているということである．

　active careチーム（チームA）は主に血液内科医師，その他の診療科の医師，看護師，薬剤師，放射線技師，管理栄養士，理学療法士などの職種からなる，実際に患者に直接医療を提供するチームである．後述するevidence-based medicine（EBM）に基づいた医療を提供するとともに，EBMを発信することもこのチームの重要な役割の1つである．

　best supportチーム（チームB）は，看護師，患者家族，care giver，医療ソーシャルワーカー（medical social worker：MSW），造血細胞移植コーディネーター（hematopoietic cell transplantation coordinator：HCTC）などからなる，チームAが患者に対して客観的なケアをサポートするチームであるならば，チームBは患者の主観的なケア（対話型ケア）によって患者のニーズをサポートするチームである．患者の物語の能動的な聴き手であり，自己決定を促し，患者が状況理解とその意味づけをより深いレベルで行えるようにケアする大切なチームである．

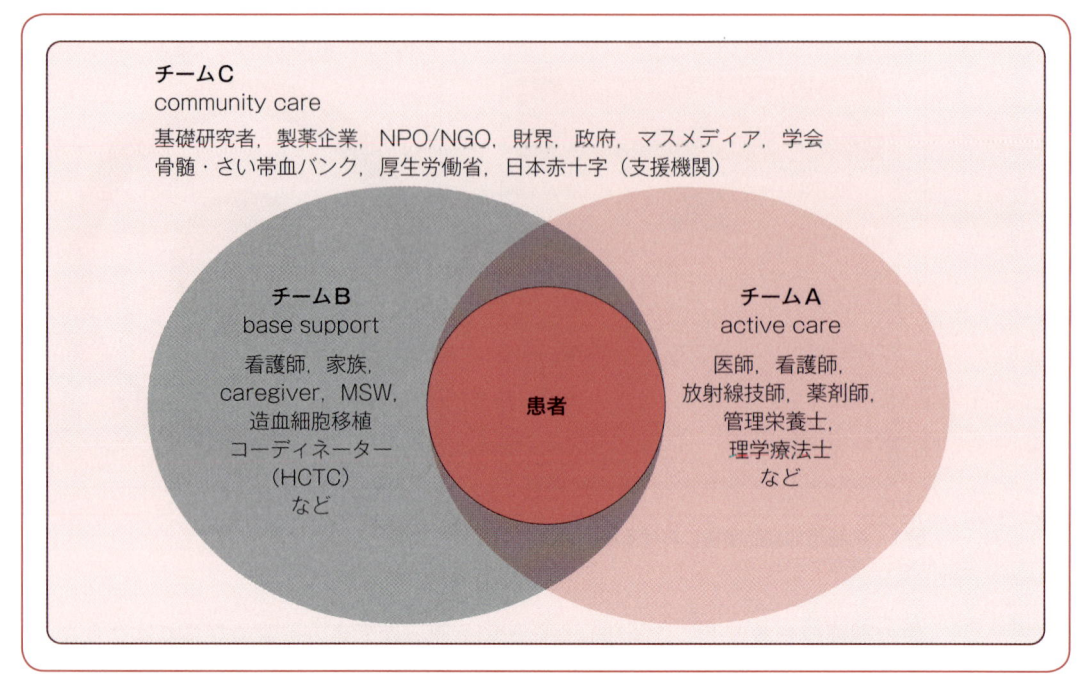

図2 同種造血細胞移植におけるチーム医療（multidisciplinary care）のABC
（Ueno NT et al：ABC conceptual model of effective multidisciplinary cancer care. Nat Rev Clin Oncol **7**：544-547, 2010より作成）

community careチーム（チームC）は，基礎研究者，製薬企業，NPO/NGO，財界，政府，マスメディア，造血細胞移植学会および関連学会，骨髄・さい帯血バンク，厚生労働省，日本赤十字（支援機関）などからなるチームである．チームCは患者のニーズを間接的にサポートするとともに，チームA，Bを包括的にサポートするチームである．ここでは，限られた医療資源の効率的かつ公平な使用，ケアの社会性の保障などの責任ある市民としての視点が重要である．チーム医療というと医療現場だけで完結するものと理解されがちであるが，血縁そしてボランティアドナーからの造血細胞の提供を必要とする造血細胞移植においてチームCの存在はきわめて大きい．

❝ C. チーム編成に大切なこと ❞

チームを編成するときに大切なことは，チームの目標を設定してそれをチームメンバー全員が共有することである．レガッタ競技のように，クルー全員が同じ方向に向かって舟を漕がなければ（連携），チームはゴール（目標）に到達することはできない．そしてチーム医療においても同様に，各職種が個々の専門職の利益を求めてチームに参画すべきではなく，チームメンバーはチームの目標達成というチームの利益に向かって連携することをしっかりと認識しなくてはならない．この点に関しては，各チーム内で共有できる（shared）ミッション（mission）とビジョン（vision）を具体的に作成することがすすめられる．shared missionはチームメン

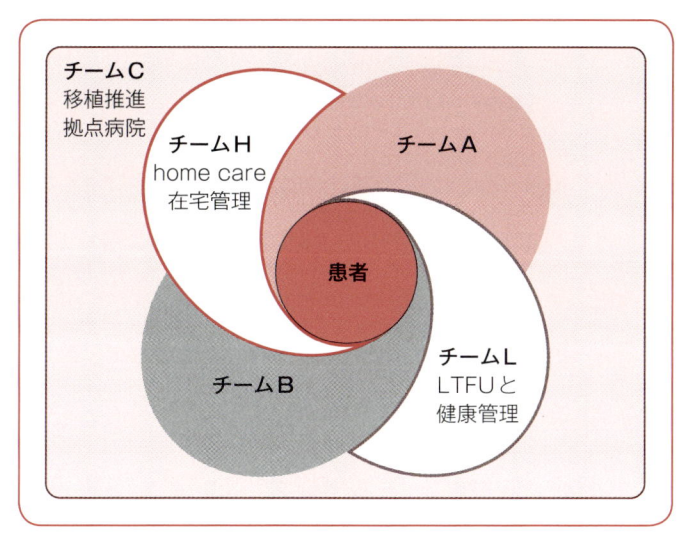

図3　造血細胞移植に求められる新たなチーム医療

バーに強いるもの（forced）ではなく，メンバー全員に共感される（inspired）ものでなければならない．また，チームとしての大きな共有をすることと共に，治療のさまざまな場面での具体的な目標を共有して活動することも大切である．

　チームを構成するメンバーには必ずしも規定があるわけではない．大切なのは目的達成のためにチームに「どのような機能を備えるか」であって，「どのような専門職をそろえるか」ということではない．チームのメンバーは施設の状況，患者のニーズに合わせて柔軟に編成することが望ましい．また，チームAとチームBのメンバーを固定するのではなく，状況によっては柔軟に入れ替えることも必要である．言葉を換えて言えば，チームの間に垣根をつくることは避けるべきである．

　一方で，患者や患者を取り巻く社会の状況の変化に応じて，常に新しいチームやチームに参画する職種の拡大を考えることも忘れてはならない．現在では，医療の進歩による移植後生存者数の増加，社会の高齢化によって，造血細胞移植領域においても在宅ケア（home care，チームH）や移植後長期フォローアップ（LTFUと健康管理，チームL）が重要な課題となっている．そのために，**図3**に示すようなチーム間で連携した，新たなチーム医療体制の整備が進められている．

💬 D．チーム医療を成功させるポイント 💬

　チーム医療の成功を妨げる原因は多岐にわたるが，その主な理由は5つにまとめられる（**表1**）．すでに述べた項目もあるが，これらの問題を克服していくためには，①チームの個々のメンバーがリーダーシップを発揮できること，②高いコミュニケーションスキルをもつこと，③医療の専門家として正しいEBMを行うこと，④専門性をふまえた職種が主張し合い衝突しながら，その対立（コンフリクト，conflict）を克服してチームとして成長していくことが必要不可欠である．

表1　チーム医療がうまくいかない5つの原因

・チームのメンバー間の信頼関係が十分に築けない.
　（absence of trust）
・意味のある対立が発生せず，十分に議論されない.
　（fear of conflict）
・チームとしての仕事に十分に献身することができない.
　（lack of commitment）
・専門家として互いが主体的に責任ある役割を果たせない.
　（その責任がだれにあるものなのかを互いに明らかにできない）
　（avoidance of accountability）
・最終的にチームとしての結果ではなく，個人のための結果を求めてしまう.
　（inattention to results）

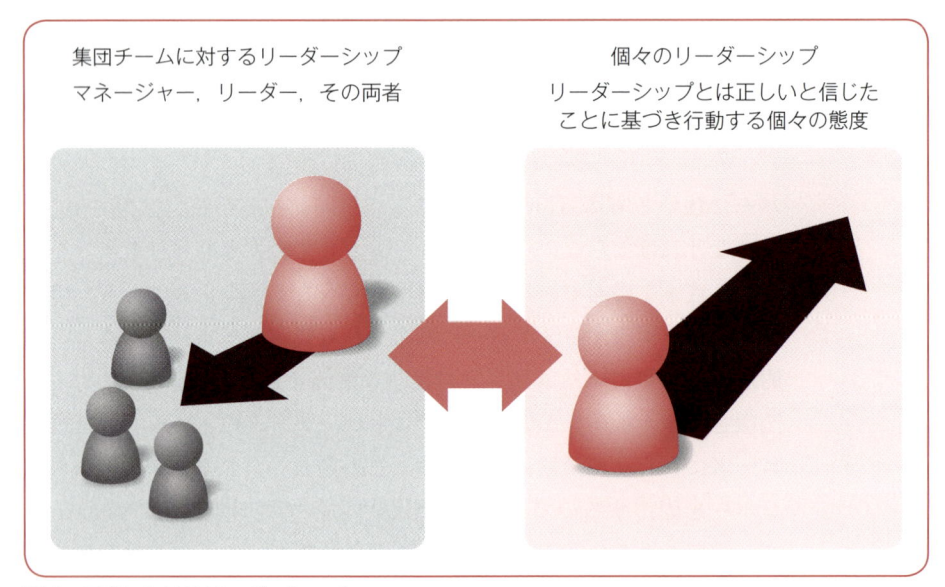

図4　医療におけるリーダーシップ

　リーダーシップ（leader ship）には2種類ある．集団チームに対するリーダーシップ（positional leadership）と個々のリーダーシップ（individual leadership）である．前者はチームの中の立ち位置によってその領域を統括するとともに他のチームメンバーとの有機的な連携を促進する能力である．しかし，それ以上に重要なのが後者であり，これは正しいと信じたことに基づき行動する個々の態度を意味する（図4）.

　それでは，正しいと信じたことに基づき行動しチームを正しい方向に導くためには何が必要だろうか？　それは，ほかのチームメンバーと協調し，かつ議論をしてチームワークを保って進んでいくことである．ここで大切なのがコミュニケーションスキル（communication skill）である．攻撃的に相手を説得することや，例えば医師という権威によって，十分なコミュニケーションを取らずに自分の思う方向に無理やりチームを導くことは，チームにとっては大きな損失となる．最近ではコミュニケーション・スキルが積極的に教育に取り入れられているが，大切なこと

は，より効果的に聴く力（active listening）と話す力（assertive not aggressive talking）を身につけることである．人間は興味関心の方向（内向的か外向的），外界への接し方（判断的態度か知覚的態度），判断の仕方（試行的か感情的），そしてものの見方（感覚的か直感的）の視点からいくつかのタイプに分類される．話そうとする相手がどのタイプに属する人間かを認識し，その性格に応じた話し方をすることが大切である．英国人に韓国語で話しても通じないのと同じことである．

　チームの一員として議論をする場合には，当然対立が生じてくる．その時に対立をなるべく避けるようにすることは決して賢明なことではない．チーム医療は単なる「なかよし医療」ではないことをしっかりと認識する必要がある．対立を起こし，それを克服していくことがチームの質と連携を深めるためには不可欠である．

　エビデンス（evidence）という言葉は最近では頻繁に聞かれるようになった．しかし，その本来の意味が曲解されて用いられる場面も少なくない．例えば，よい臨床研究をみつけて医療を簡略化，あるいはマニュアル化してしまうことが往々にしてある．ガイドラインや教科書を読めば誰でもがEBMを実践することができると誤解している医師は少なくない．EBMとは個々の患者の診療について決定を下すために，最新で最良の証拠（エビデンス）を，よく考えて，誰からも納得できるようにうまく利用することである．科学的に裏づけされた臨床の専門的知識をそのまま使用するのではなく，患者のニーズに結合させることがEBMである．優れた臨床研究も実践では患者に最良の結果（アウトカム，outcome）をもたらすとは限らない．そこでは，個々の患者の個人的・社会的背景を把握することも大切であるし，医療機関の社会的役割と組織的な取り組みも考慮する必要がある．また，患者の価値観を引き出すためには，対話や状況判断能力，それらをまとめる総合力が不可欠であり，これは個人の人間性と経験によるところが大きいといえる．その中で，入院外来で患者・患者家族と接する機会の多い看護師は，医師とは異なる視点で，このような情報を収集する大切なチームメンバーであり，その情報はEBMをチームで実践していくうえにはきわめて有用なものとなる．

E. 移植チーム医療における看護師の役割

　看護師は病棟や外来で多くの時間を患者・家族と共有している．看護師であるからこそもちうる情報も数多くあり，その情報を整理したうえで，医療チームのメンバーに必要な情報を提供していくことが重要であり，それにより患者・家族が必要なケアが得られるようマネジメントしていく必要がある．また，他の職種との連携においては，患者の入院時から構築し，外来に継続され，担当医に情報が集約されるようシステムを構築しておくことが重要であり，外来で患者をフォローしていく看護師は，そのシステムがきちんと機能しているのかを監視する役割を担う．機能していないときには，移植後フォローを担う血液内科の医師とともに，機能していない原因を特定し，解決していく必要がある．

　2012年度の診療報酬改定によって「造血幹細胞移植後患者指導管理料」が認められた背景には，造血細胞移植医療のさらなる充実を目指している．移植治療が成功しても長期にわたり，身体的・精神的・経済的・社会生活などあらゆる面においてフォローしていく必要のある治療であるため，外来における患者・家族に対する医療チームメンバーの専門的知識を駆使したサポートは要になるといえる．そこで，まず看護師は1人ひとりの患者・家族に真摯にかかわり，多くの患者に共通するものと個別に対応していくものを整理しながら，指導の精度を上げて行くことが，造血細胞移植後の患者・家族の生活の質（quality of life：QOL）の向上に影響をもたらすことになる．また，施設の事情から，入院病棟から外来フォロー看護師が配置されている施設，外来専任看護師が担当する施設とさまざまな状況はあるが，少なくとも担当する看護師が外来で患者・家族から得た情報や指導を必要とした内容は，入院病棟にフィードバックされることが必要である．

　病棟においては，それらの情報の中に入院中に行うべきケアや，本来であれば退院指導として行うべきものがあったのかを十分に精査し，入院中におけるケアに活かしていくことが重要である．その継続性・連続性によって，結果的に造血細胞移植医療の充実につながると考える．そのためには，情報の共有・検討システムを構築しておく必要があり，病棟・外来を管理する看護師長の手腕が問われるところである．しかし，組織によっては，造血細胞移植後患者フォローアップ外来を開設することや，フォローしていく看護師の投入さえも，すぐに協力を得られない場合もある．まずはフォローアップ外来が必要であると考える医師と看護師が協力して，少数であっても行動を起こし，患者・家族に貢献していくことが重要である．そういった事例を積み重ねていくことが，組織に働きかける原動力や組織を説得していくことにつながっていくといえる．各施設の状況やシステムに合わせ，独自の方法で，情報を共有・検討し他の職種との連携を図っていくことが必要であるといえる．

　チームで相互に教育をすることも大切である．

　例えば，チームAの医師はチームBが行っている評価的でない傾聴や，問題解決を急がないスキルを学ぶことが望まれる．他のチームのメンバーがどのように役立つのかを互いに十分に理解することも重要である．すべてのメンバーが各職種の役割を熟知しているとは限らず，互いの表面的な部分しか知り得なければ深い連携を図ることはできない．また，各職種のエキスパートが不足している現状においては，継続的な人材育成に加えて，複数の職種を担う人材の教育も積極的に行っていく必要がある．また，チーム医療を実践していく中で，各職種の重要性を客観的に示し，社会に広く認知されるようにしていくことも大切である．

文 献

1) Ueno NT et al：ABC conceptual model of effective multidisciplinary cancer care. Nat Rev Clin Oncol **7**：544-547, 2010

3 造血細胞移植後長期フォローアップ看護におけるセルフケア支援の考え方とアプローチ

A. 造血細胞移植後長期フォローアップ看護におけるセルフケア支援の意義（QOLの維持・改善）

　　造血細胞移植患者には，感染予防，副作用症状への対処など，さまざまなセルフケア行動が必要とされる．そして，移植が終了した後も，感染のハイリスク状態は続き，移植片対宿主病（GVHD）発症時は複数の身体症状が出現し，日常生活や社会活動に多大な影響が及ぶ体験をする．また，移植後長期経過後も臓器障害や性腺機能障害，二次がんなど，さまざまな合併症の可能性も抱えて生活することとなる．これらを外来通院しながら，自分の日常生活の中で体験するため，患者自身による患者自身のためのセルフケアがとても重要になる．

　　国内の同種造血細胞移植後患者を対象とした単施設調査[1]や，急性白血病治療後患者を対象とした調査[2]では，移植後患者のQOLにはGVHDの有無，発生部位数や程度，免疫抑制薬の投与，就労などの社会的役割の回復などが影響していた．欧米で行われた研究でも同様の報告があり[3,4]，移植後患者のQOLの維持・向上のためには，GVHDの予防や発症時の治療とケアによりPS（performance status）を維持することや，就労や就学などの社会の中での役割を取り戻せるような身体状態，認知機能の回復や精神的に安定した状態の維持を図ることが重要といえる．これには，患者自身が自らの状態を理解し，自分自身のために行うセルフケアの必要性を認識し，主体的に行動することがもっとも重要である．そのため，医療者から提供される治療・処置，情報，看護ケアは，患者自身が行うセルフケアを動機づけ，促進する必要がある．

　　1人ひとりの患者が歩む移植後の人生はその人自身のもので，かけがえのないものである．移植後の大切な人生を，自分の力で歩んでいくための重要な支援として，セルフケア支援の意義があると考える．

B. 造血細胞移植後長期フォローアップ看護において有用なセルフケア支援の考え方とアプローチの実際

1. 患者と医療者の関係とセルフケア支援

　　移植後経過において，患者のセルフケアを支援するうえでは，その時々の患者の状態と医療者とどのような関係性で問題に向き合い，取り組んでいるかをとらえることも必要である．患者と医療者の関係性に焦点を当てながら，どのように問題解

表1 患者と治療の関係に関する3概念

コンプライアンス	医療者が治療方針を決定し，当事者（患者）がそれに従う行動をとること．
アドヒアランス	当事者（患者）が治療に対して積極的・前向きな考えをもつこと．
コンコーダンス	当事者（患者）の考えと医療者の考え（治療方針も含む）が一致するように，両者の考えを尊重しあうこと．

（岡田 浩：コンコーダンスとは？ コンコーダンスという新しい考え方について教えて下さい．コンプライアンスとどう違うのでしょうか？ Q&Aでわかる肥満と糖尿病 **10**：233-234，2011より引用）

決や課題克服に取り組むかを示した考え方として，コンプライアンス，アドヒアランス，およびコンコーダンスを紹介する（**表1**）．

a◉コンプライアンス

コンプライアンスとは，「指示された養生法に従う能力」あるいは「他者に従う，言いなりになる傾向」とされる．医師や看護師などが指示・指導した服薬行動や含嗽（うがい），歯磨きなどの衛生習慣を，「医師や看護師がそうするように言っているから，そのとおりにやる」というスタイルを示している．

b◉アドヒアランス

アドヒアランスとは，「自分自身を支える責任を自分自身がもつという自覚」や「自分を支えるためにたゆまず努力をすること」とされる．患者自身が，主体的に，自分自身のために，自分をケア・サポートする「セルフケア」のために必要なのが，患者自身のアドヒアランスである．

移植後には，免疫抑制薬の定時内服や決められた抗菌薬内服を自己管理することが求められる．また，予防的なスキンケアや口腔ケアを継続することも退院の際に指導される．これらの内服管理や身体のケアを「医療者が言うからやる」ととらえるか，「自分のために大切だから続ける」ととらえるかによって，動機づけや意欲，自己管理の維持は影響を受ける．

c◉コンコーダンス

「調和」「一致」と訳され，治療法は患者と医療者のパートナーシップに基づいて決定され，その相談のプロセスとアウトカムの全体を含んだ概念[5]とされている．つまり，医療者が患者の視点や価値観，生活習慣などを理解し，尊重することを重要視し，患者の考えと医療者の考えが一致するように，両者の考えを尊重し合い，相談し合うことを言う．患者の能力や考えを改善しようと押しつけることはせずに，患者の考えを現実に起きていることとして受け止めて尊重することを重視する概念モデルである[6]．

2. アドヒアランスに影響する要因を考慮する

WHOは患者のアドヒアランスに影響する5つの要因として，「保健医療システムとヘルスケアチーム側の要因」「社会的・経済的要因」「健康関連の（病態に関連した）要因」「治療関連の要因」「患者関連の要因」を示した[7]．詳細を**表2**に示す．

アドヒアランスに影響する要因をふまえ，セルフケアを継続するための支援では，

表2 アドヒアランスに影響する5つの要因

要　因	概　要
保健医療システムとヘルスケアチーム側の要因	・患者・家族・医療者の三者の信頼関係 ・患者・家族への十分な指導と理解の確認 ・患者・家族が希望する信頼できる人への指導 ・患者・家族とうまく協力するための対話のスキル ・関係する医療スタッフ間での情報共有・役割分担
社会的・経済的要因	・医療施設・機関と自宅との距離（遠方だと交通費負担は大きくなる） ・発病急性期の働けなかった期間分の賃金などの損益 ・使用薬剤が高価で，長期間負担が続くこと ・日常生活の日課が影響すること
健康関連の（病態に関連した）要因	・患者自身が現時点で体験している身体症状や苦痛 ・体力が消耗した状態でないか，痛みはないか ・病状進行により，患者自身が自律性を失っていくこと ・助けを求める気力・意欲・体力が低下すること
治療関連の要因	・治療や投薬の計画が複雑であること ・1日のスケジュールと服薬時間などの調整が必要 ・薬剤の副作用や相互作用が苦痛を伴うこと ・1日に何度も服薬時間などを作らなければならないこと ・治療の効果がみられないとき ・新しい治療法を提案されるとき
患者関連の要因	・患者自身が自分の病気や治療に対してどのような姿勢を示しているか ・患者自身の要望はどのようなものか ・患者自身が活用できるサポート資源には何があるか ・心理社会的ストレスになるものはないか ・過去の成功体験あるいは不安要因となる経験 ・患者自身が体の変化を観察し，報告できるか ・患者自身の前向きな姿勢や回復への意欲

①セルフケアを継続する意味（理由・必要性）が理解できること．
②行うべきセルフケアがシンプルで，手軽で負担にならないこと．
③今までの生活習慣や信念を大きく変更しなくてもできること．

これら3点を十分考慮し，アドヒアランスに影響している要因・原因を明らかにして，患者に効果的に働きかける必要がある．

3. セルフケア支援に役立つ理論やモデル（セルフケア理論とIASM）
a◉Oremのセルフケア理論に基づく支援のポイント

　Oremのセルフケア理論[8]の中の，とくにセルフケア欠如理論やシステム理論に基づくセルフケア支援の方法，留意点を**図1**に示す．
　セルフケア支援の方法としては，患者自身の身体面・認知面やセルフケア能力がどのような状態かをアセスメントし，看護師はどの程度代行したり，指導・方向づけ，支持・教育することが必要になるのかを判断して介入する．その際には，患者の理解や認識に基づいて，セルフケアに対する意思決定はどのようなものか，そのセルフケアの行動や技術は実施可能かを考える必要がある．「セルフケアをやろう」

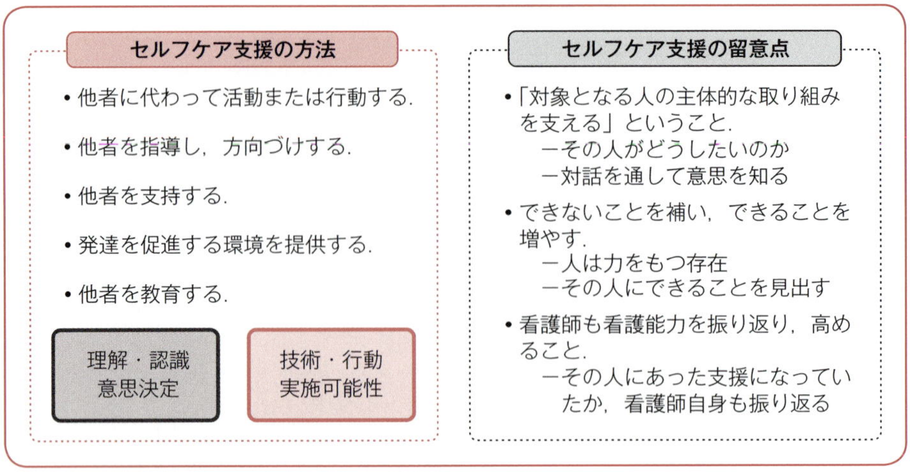

図1 セルフケア支援のポイント

と患者が主体的にとらえるために，いかに理解や認識に働きかけるか，セルフケア行動そのものを実施するための身体的な症状・制限などを緩和・介助するか，ということになる．

　また，このセルフケア支援を考えるうえでの留意点としては，患者自身の主体的な取り組みを支える，ということを基本とする．その人がどうしたいのか，対話を通して明らかにし，できないことを補い，できることを増やすために何が必要かを一緒に考える．そして，看護師自身も自分自身の支援者としての能力を振り返り，その人にあった支援であったかを確認しながらスキルアップすることが求められる．

b◉症状マネジメントのための統合的アプローチ（IASM）

1）IASMとは

　Larsonらによる症状マネジメントのための統合的アプローチ（IASM）[9]（**図2**）は，Oremのセルフケア理論に基づいて開発された「症状マネジメントのためのモデル」を看護活動に活用できるよう実践的レベルで提示した，症状マネジメントを考えるためのガイドである．

　患者自身の症状体験を理解し，患者自身が活用できる症状マネジメントの方略をともに考えて実施し，その成果と評価に基づいて，よりよい症状マネジメントのセルフケアを導き出すためのアプローチを示している．

2）アプローチの方法

　患者が体験している症状や苦痛を理解するためには，その症状や苦痛の定義，発生機序，出現形態を理解する必要がある．なぜその症状や苦痛が生じているのか，さまざまな要因を考慮して症状や苦痛に対する仮説を立てる．これをふまえて，看護師は患者の症状体験を理解する．患者自身の症状や苦痛に対する認知，評価，反応について話を傾聴し，ときには客観的に問いかけ，患者の言葉にならない身体変化や反応を観察する．

　症状や苦痛に対する仮説と患者から得た症状体験を統合し，患者自身に必要で実

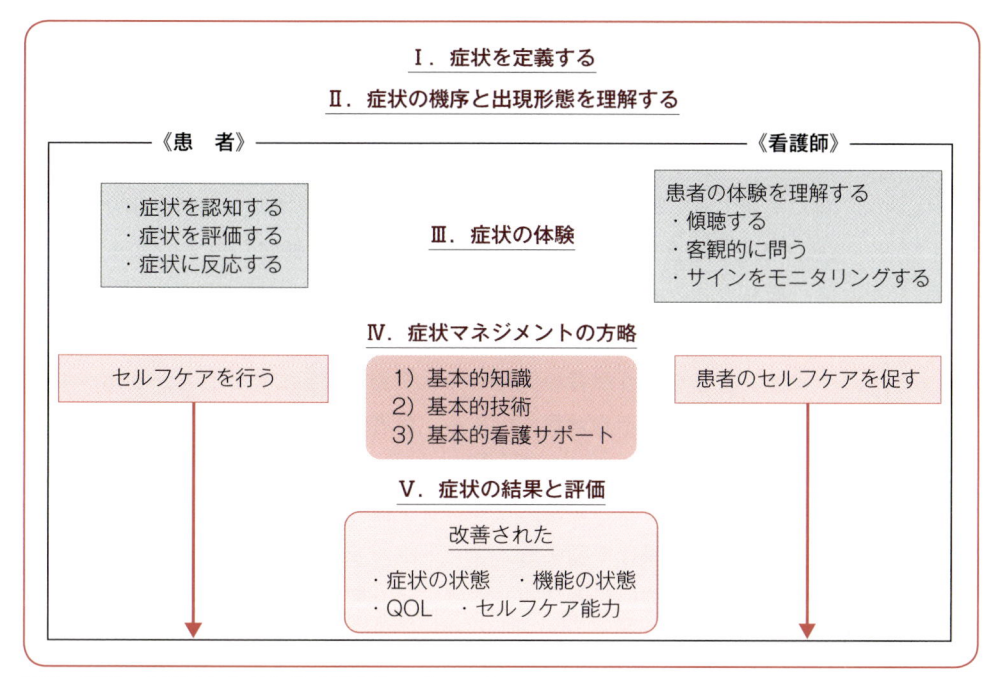

図2 症状マネジメントのための統合的アプローチ
(Larson PJ：Symptom Management―看護婦の役割と責任（和泉成子訳）．Symptom Management―患者主体の症状マネジメントの概念と臨床応用（内布敦子ほか編），別冊ナーシングトゥデイ12，p 32-45，日本看護協会出版会，1998より作成)

　施可能なセルフケアを見つけ出す．知識の提供，技術獲得の支援，励ましやフィードバックなどの看護サポートを通して，看護師は患者のセルフケアを促進する．

　そして，その結果，患者の症状や苦痛，身体機能の状態，QOLは改善したか，患者自身のセルフケア能力は変化したかを評価して，その後のセルフケア継続につなげる．これらの一連の過程のポイントや要素を確認・実施していくことは，効果的なセルフケア支援を助けると考える．

4. セルフケア支援のための患者教育

　IASMに基づくセルフケア支援のための患者教育においては，「基本的知識の提供」「基本的技術の習得」「基本的看護サポート」の3点が重要なポイントになる．

a❖基本的知識を提供する

　患者の反応をみながら，必要最低限の知識の量とタイミングを判断し，提供する．症状や苦痛はコントロールできること，使用している薬の効果や副作用，対処方法について，根拠をわかりやすく伝えることが必要である．図やパンフレットなどの文書資料を用いることも有効である[10]．標準化された文書資料は異なるスタッフが対応しても一定の情報提供が可能になり，患者自身がいつでも見直すことができるというメリットがある．

b❋基本的な技術を患者に習得してもらう

　患者の身体状態や環境上の制限などを考慮して，必要最小限の技術を決め，指導する．今現在の患者にとって必要な技術は何か，患者自身の意見を聞きながら明らかにし，今後予測される経過もふまえて優先する技術を習得してもらう．患者が正確に実施でき，継続できる方法であることも考慮する．技術を繰り返し練習することが可能な場合は，その機会を提供し，実施・継続しやすいように方法を修正する．行ったことを評価する方法も必要である．

c❋基本的看護サポートを提供する

　セルフケアを行う患者の気持ちや状況を理解していること，サポートする意思があることを明確に示し言葉で伝える．患者ができていることを伝え，続けられるように励ますことも大切である．できていない部分は強要せず，周囲のサポートを活用する方法を考える．また，セルフケア能力があり，積極的にセルフケアできている場合でも，声掛けや励まし，フィードバックは必要である．自信がもてないでいる患者や不安が強い患者に対しては，より頻繁にかかわる機会を設ける．

5. 造血細胞移植後長期フォローアップ看護におけるセルフケア支援の実際

a❋服薬アドヒアランスの支援

　移植後早期で退院直後は，免疫抑制薬，抗ウイルス薬，抗真菌薬などの内服が継続される．また，GVHDやその他の身体症状により，肝庇護薬，粘膜保護薬，止痒薬，緩下薬，止痢薬，睡眠薬，向精神薬などが追加されたり，晩期合併症に対して脂質異常症治療薬や降圧薬，骨粗鬆症薬などの投与が必要になったりするため，多くの併用薬の管理が必要となる．これらの管理が無理なく行えるように，患者や家族の日常生活パターンに合わせて，内服薬をなるべくシンプルに整理し，相互作用や飲み間違いのリスクを考慮した服薬時間を調整することが必要である．移植後長期フォローアップ（long term follow-up : LTFU）でも，処方されている薬剤の残薬確認や服薬に関連した問題などを一緒に話し合うことが必要である．薬剤師との連携により，対応の効率化も期待できる．

Column

◇「内服管理」で困っていませんか？

　免疫抑制薬など決められた時間に内服ができないことはありませんか．

　まずは，内服に対する患者の思いを確認してみましょう．そのうえで，内服できない理由を確認してみましょう．そして，入院中の工夫を確認したり，できる方法を患者・家族とともに考えてみましょう．

　ポイントは，簡単かつ継続できる方法にすることです．

　内服する時間を忘れてしまう場合には，携帯電

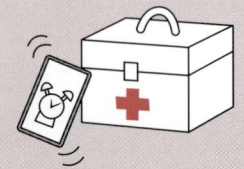

話のアラーム機能を使ったり，家族に声をかけてもらったりしましょう．薬のセッティングが困難な場合には，薬ボックスなどを活用することも1つの方法でしょう．

b❀感染予防行動の支援

　移植後の免疫機能の再構築には最低2年は要するため，長期にわたり感染予防行動は重要になる．とくに，免疫抑制薬の内服が続いている間は，制限される食事内容や生活行動も多いため，これらに関する疑問や質問，継続を阻害する事項についての相談に応じることが必要になる．同時に，制限を守ることだけに固執しないよう，制限のある中でも，安全に行動や生活を拡大する方法を一緒に考えることも大切である．

Column

◇「自宅での発熱対応」困ることはありませんか？

　発熱時には必ず病院に連絡してくださいと伝えていても，「実はこの前，熱が出たんです」ということはないですか．「下がらなかったら電話しようと思った」や「しんどくなかったから大丈夫と思った」という患者なりの理由や解釈が入っていることがあると思います．しかし，このような発熱の場合は，医療者の判断が必要です．そのため，事前に発熱により生じる問題や放置すると発生する危険性を伝えておくことは非常に重要です．

　病院に連絡する場合に何を伝える必要があるのか，事前に伝えておくと連絡がしやすいでしょう．例えば，氏名やID，移植後で〇〇診療科に通院していること，いつから，どんな症状が出現しているのか，などをお伝えいただくよう説明が必要です．病院の日中と夜間の連絡先が異なる場合には，そのことも伝えましょう．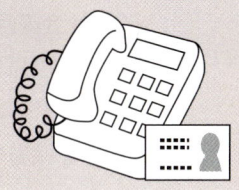

c❀合併症・GVHD症状のセルフマネジメントの支援

　移植後のGVHD症状や晩期合併症に対しては，長期間のセルフケアが必要になる．病状の程度が重度であればあるほど，日常生活には大きな影響を及ぼし，食べる，寝る，話す，読む，見るなどの基本的な生活行動にも工夫やセルフマネジメントが必要になる．「いつ回復するのか」という不安や期待をもちながらも，今現在の状態を受け止めて，その状態の範囲で対処できることを考えられるように，患者や家族と話し合う時間は非常に重要と考える．患者自身が努力していること，家族ができる限りの配慮をしていることを互いに認め合い，現状に対処できていることを納得できるよう，ポジティブなフィードバックをすることの意義は大きい．

> **Column**
>
> ◇「スキンケア」で困っていませんか？
>
> 　皮膚の乾燥や掻痒感がある場合でもスキンケアができないことはありませんか．
>
> 　まずは患者の思いや考えに耳を傾けてみましょう．そのうえで，できる方法を患者・家族とともに考えてみましょう．
>
> 　全身倦怠感などにより患者本人によるスキンケアが困難な場合には，簡単なスキンケアの方法（例えば，スプレータイプの保湿・保湿効果入りの入浴剤の使用など）を考えたり，家族の協力や訪問看護など社会資源の活用も１つの方法でしょう．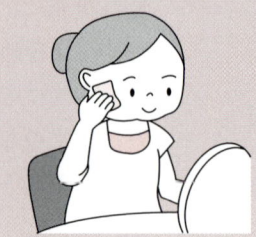

d⊛リハビリテーション，社会復帰の支援

1）リハビリテーション

　移植のための入院中は筋力や体力の低下だけでなく，GVHD治療のためのステロイド長期投与中（後）のステロイドミオパチーによる筋力・筋量低下に対するリハビリテーションを継続するには，患者自身の意欲やモチベーションの維持が欠かせない．患者自身が必要性を理解し，目覚ましい変化がみえなくても地道な努力を続けることが求められるので，それを理解し，励ます家族や医療者の存在も大切になる．効果や成果が少しでも感じ取れるよう，その変化を見逃さずに理解を示すこと，よく対話することが必要と考える．

2）社会復帰

　社会復帰については，その人それぞれの身体状態，仕事や学校などの活動内容，受け入れ体制の違いがあるため，個別的な対応を根気強く行うことが必要である．患者と職場や学校の間の直接的な調整に働きかけることは患者自身もしくは家族のセルフケアによるところが大きい．医療者の立場から必要になるのは，患者の回復状態と仕事や学校の活動内容を総合的に判断して，復帰の時期，復帰のための身体の準備，通勤・通学の安全性などについて，具体的に助言ができることである．患者・家族はこの助言をもとに，職場や学校と直接交渉を進めることができるため，社会復帰を支援することにつながる．

> **Column**
>
> ◇「自宅でのリハビリテーション継続」難しくないですか？
>
> 　「寒いからもう少しあったかくなってから」「髪の毛もないし，皮膚も黒くなっているから，人の目が気になる」「動かないといけないとは思うけどなかなか」などいわれることはありませんか．
>
> 　目標がなく，体力増強のためのリハビリテーションを行うこと，継続する

> ことは難しいです．退院後の短期・長期目標を確認し，その目標の達成のためには，どのような体力増強のためのトレーニングを行う必要があるのか，患者とともに検討が必要です．外出して散歩することや運動することだけがリハビリテーションではないので，日常生活の中にリハビリテーションを取り入れることも1つの方法です．入院中とは異なり，退院後は理学療法士や看護師による日々の介入はありません．続けることができる方法を患者とともに考え，来院時には実施状況を確認することが必要です．できていることを医療者として承認し，目標の達成状況のプロセスを評価していくことが大切です．

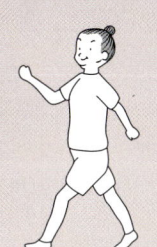

C．セルフケア支援を通した移植後患者のエンパワーメント

1．がん患者と家族のエンパワーメントのプロセス[11]

a◉自分の力を知ること

　まず，患者自身が自分に起こっていることをしっかりと見つめることが必要である．それは，病状を理解することであったり，それに基づいて現状と今後の見通しを受け入れることでもある．そのうえで，療養上のメリット，デメリットを理解し，療養のために必要なことを現状に合わせて考える．ときには，家族と率直に話をすることも必要になる．これらは，自分自身の真の気持ちを見つめ，素直に認めることにもなる．

　看護師はその過程において，ともに存在し，ともに考え，患者のもつ力を信じ，引き出すかかわりをする．患者や家族が，迷うことやくじけることも許すことが必要になる．いつも，患者とともにあること，患者・家族の揺らぎにつきあうことを心に決め，そのことを伝え，そのための時間を確保する．患者の話は遮らないで聴くことに徹し，ときには，患者と家族に別々に話を聴く．そして，前進していることをフィードバックすることで，患者自身がもつ自己の力への気づきを促す．

b◉自分の力を強めること

1）知識・情報を得る

　患者自身のもつ力を強化するために，知識や情報を得ることは重要である．病状，治療法，支持療法，起こりうることなどについての情報を得て，今後の方向性を明確にし，次の一歩を踏み出す時機を判断する．また，病状変化が生じた場合に必要な対処方法を備えておくことにもなる．さまざまな職種間の連携体制を密にし，患者・家族が活用できる情報，社会資源についてアクセスしやすくすること，多職種のサポートを継続できることなどを伝えておくことは，今後の生活に必要なセルフケアやリハビリテーションの継続を支援する．

表3 当事者どうしのかかわりの効用

効 用	内 容
孤独感の解消	・悩んでいるのは自分1人ではないことに気づき，気持ちが楽になる．
体験的知識の獲得	・ほかの患者の経験談を聞くことで，悩みを解決するヒントを得たり，問題とのつき合い方を学んだりできる． ・実際の患者体験に基づいた解決方法を伝え合える．
気持ちの整理・納得	・がんの体験を人に話すことにより，自分の気持ちが整理できる．
ヘルパーセラピー原則	・自分の体験がほかの患者や家族を支援する力になることを知り，失った自信を取り戻せる．

（国立がん研究センターがん対策情報センター（編）：がんになったら手にとるガイド，p 64-69, 学研メディカル秀潤社，2010より作成）

2) 当事者どうしのかかわり

　患者や家族が，療養生活をともに支え合う仲間を得ることも大切になる．個人個人の志向にもよるが，サポート・グループやセルフ・ヘルプ・グループを活用することもできる．患者どうしのサポート，家族どうしのサポートや体験者の助言は，医療者からは提供できない当事者どうしのかかわりの効用が期待される[12]（**表3**）．

c❋自分の力を発揮すること（発揮し続けること）

　自分自身の力を見出し，強化できれば，それを発揮して一歩を踏み出すことができる．患者・家族は，移植後の経過の中で，新たな心身の変化に備える対応をしていたり，身体機能の変化に合わせて生活を調整したり，自分たちなりの工夫ができる．また，身体の低下した機能を悔むだけでなく，現状を受け止め，無理のない方法を工夫しながら，機能の維持・回復を目指してリハビリテーションに踏み出す力も発揮できる．LTFUのプロセスにおいては，そのような患者・家族の日々の変化に寄り添い，努力を認め，できていることを高く評価しフィードバックすることが求められている．

2. 造血細胞移植後長期フォローアップで行う患者・家族のセルフケア支援

　LTFU外来では，患者・家族のセルフケア支援のために，適切な情報提供，積極的傾聴とそこから得られた情報に基づいた心身の総合的なアセスメント，セルフケアの評価と肯定的フィードバック，そして多職種との連携を繰り返し行うことが必要と考える．これらを通して，退院指導の再確認と起こりうることに対する予測的対応，日常生活上のセルフケア強化を行う．これは，その人なりの力が発揮され，生活が拡大することを支援し，単にセルフケア行動を身につけ，アドヒアランスを良好に保つだけではない，重要なかかわりの過程を展開しているといえる．

文 献

1) 森　文子ほか：同種造血幹細胞移植後患者のQOLに影響を与える因子の検討，第32回日本造血細胞移植学会総会抄録集，p 93, 2010

2) Kurosawa S et al：Patient-reported quality of life after allogenic hematopoietic cell transplanta-

tion or chemotherapy for acute leukemia. Bone Marrow Transplant **50**：1241-1249, 2015

3) Pidala J et al：Patient-reported quality of life is associated with severity of chronic graft-versus-host disease as measured by NIH criteria：report on baseline data from the Chronic GVHD Consortium. Blood **117**：4651-4657, 2011

4) Wong FL et al：Long-term recovery after hematopoietic cell transplantation：predictors of quality-of-life concerns. Blood **115**：2508-2519, 2010

5) 岡田　浩：コンコーダンスとは？　コンコーダンスという新しい考え方について教えてください．コンプライアンスとどう違うのでしょうか？　Q&Aでわかる肥満と糖尿病**10**：233-234, 2011

6) 安保寛明：詳説 コンコーダンス 患者と医療者の心がともにあることの意味．精神科看護**38**：5-12, 2011

7) World Health Organization：Adherence to long-term therapies—evidence for action, 2003

8) ドロセア・E・オレム（著），小野寺杜紀（訳）：オレム看護論—看護実践における基本概念，第4版，医学書院, 2005

9) Larson PJ：Symptom Management—看護婦の役割と責任（和泉成子訳）．Symptom Management—患者主体の症状マネジメントの概念と臨床応用（内布敦子ほか編），別冊ナーシングトゥデイ12, p 32-45, 日本看護協会出版会, 1998

10) Buxton T：Effective ways to improve health education materials. J Health Educ **30**：47-61, 1999

11) 森　文子：がん化学療法を受ける患者のエンパワーメント．がん化学療法看護（西條長宏，渡辺孝子編），p 35, 南江堂, 2004

12) 国立がん研究センターがん対策情報センター（編）：がんになったら手にとるガイド，学研メディカル秀潤社, 2010

II

移植後合併症の基礎知識

1 造血細胞移植後感染症の診断とマネジメント

　造血細胞移植では，全身放射線照射や大量の抗がん薬を組み合わせた強力な移植前処置（以降，前処置）により患者体内の腫瘍細胞だけでなく，正常な骨髄細胞，免疫担当細胞を破壊するため，健常ドナーより移植された造血細胞が分化増殖し，末梢血に好中球が出現するまでは高度な易感染状態になる．とくにこの好中球減少時には前処置により口腔や消化管の粘膜障害が出現しており，通常は病原性のない常在菌でさえ菌血症などの重症感染症を引き起こす．また，同種造血細胞移植では好中球回復後も細胞性免疫および液性免疫の低下が長期に持続し，ウイルス感染症を中心としたさまざまな感染症を発症する危険性がある．このように造血細胞移植後にはヒトの免疫機構が高度にかつ広範囲に障害されるため，あらゆる病原体からの感染症に対する対策が必要である．

　本項では，とくに免疫不全が高度かつ長期に及ぶ同種造血細胞移植後の感染症の特徴とその診断を含めたマネジメントについて説明する．なお自家造血細胞移植では主に好中球減少期の管理が重要となるが，症例によっては細胞性免疫および液性免疫低下による感染症の管理が必要になることがある．

A. ヒトの免疫機構

　ヒトの免疫機構は**表1**に示すような4つの機構が協働することで成り立っている．造血細胞移植後の時期によってその障害の程度により発症頻度が高くなる感染症の種類は異なり，要約すると**図1**のようになる[1]．

1. 生理的バリア

　生理的バリアは，皮膚や粘膜，そして口腔や腸管内にある正常細菌叢，気道の線毛細胞がそれにあたる．皮膚や粘膜は微生物と最初に接触する部位であり，微生物の体内への進入を物理的に防ぐ最初の砦である．口腔や腸管内の正常細菌叢は多数

表1　ヒトの免疫機構

	担当細胞・臓器など	標的となる主な病原体
生理的バリア	皮膚，粘膜，正常細菌叢，気道の線毛細胞	細菌，真菌
食細胞	好中球，マクロファージ，単球	細菌，真菌
細胞性免疫	Tリンパ球，ナチュラル・キラー（NK）細胞	ウイルス
液性免疫	Bリンパ球，形質細胞，免疫グロブリン（血清IgGなど）	細菌，ウイルス，一部の真菌

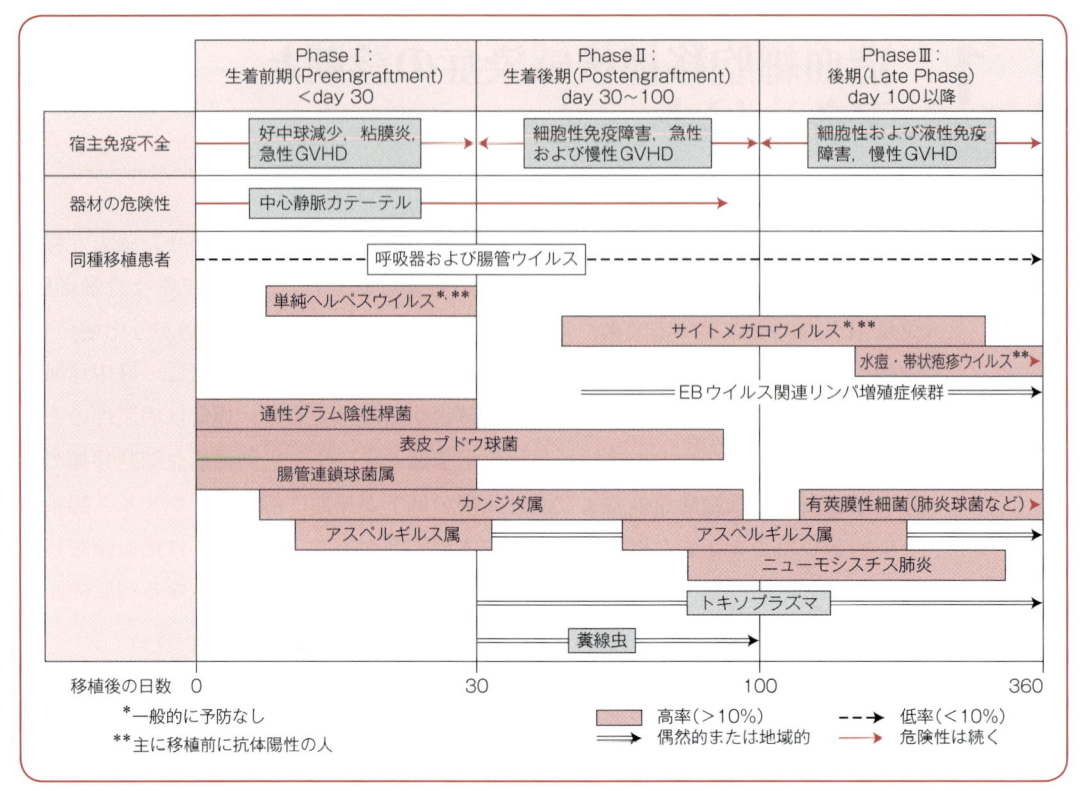

図1　移植時期と感染症の起因病原体
（矢野邦夫（訳）：造血幹細胞移植患者の日和見感染予防のためのCDCガイドライン，p 29，メディカ出版，2001より引用）

　の菌種が共存することで，ある特定の菌種の増殖を許さないようにしてヒトを感染症から守る働きがある．線毛細胞は気道内の微生物を排出する作用を有している．

　造血細胞移植患者には抗がん薬や輸液の投与ルートとして中心静脈カテーテルが留置され，放射線照射や抗がん薬の副作用により高度な粘膜障害が生じる．また感染症の予防・治療目的で抗菌薬が投与されることで正常細菌叢も破綻する．こうして複数の生理的バリアが高度に障害され，容易に微生物の侵入を許し，感染症を発症する．生理的バリアが障害され，頻度が高くなる感染症は主に細菌，真菌によるものである．

2. 食細胞

　食細胞とは，好中球，マクロファージ，単球のことである．とくに重要な働きを担うのが好中球である．好中球が標的とするのは細菌および真菌である．好中球数が1,000/μL以下になると感染症が高頻度になり，500/μL以下では致死的な重症感染症の頻度が高くなるといわれている．造血細胞移植後は前処置により骨髄機能が破壊され，ほとんどの症例で好中球数がゼロとなる．さらにその期間は上述のように粘膜障害も併存するため，感染症を発症しやすい．さらに好中球減少時の感染症は重症化しやすく，短期間で致命的な経過をたどる可能性も高い．好中球減少時の

発熱を発熱性好中球減少症と称し，特別に扱うのはそのためである（詳細は後述）．また好中球回復後も移植片対宿主病（GVHD）に対してステロイド［プレドニゾロン（プレドニン®）など］が投与された場合には食細胞機能が低下して，感染症の頻度が高まる．

3. 細胞性免疫

　細胞性免疫は主にTリンパ球（T細胞ともよぶ）とナチュラル・キラー（NK）細胞により担われている．とくにTリンパ球が重要である．ウイルス感染症に対する免疫の中心的役割を果たしているが，一部の真菌に対しても免疫能を発揮する．同種造血細胞移植後にはGVHDの予防・治療のためにシクロスポリンやタクロリムスといったTリンパ球機能を抑制する免疫抑制薬が長期に投与され細胞性免疫が抑制されるため，ウイルス感染症対策が重要である．さらにGVHDに対してステロイドが投与された場合には細胞性免疫がさらに障害されるため，ウイルス感染症発症の危険性が高まる．前処置や移植後GVHDに抗胸腺細胞グロブリン（ATG，サイモグロブリン®）を投与するとTリンパ球が高度に除去されるため，細胞性免疫は著明に低下する．

　自家造血細胞移植（末梢血幹細胞移植）では造血細胞だけでなく，同時に十分量の自家Tリンパ球が移植されるため，ウイルス感染症が問題となることは少ない．ただし，プリンアナログに属する抗がん薬（フルダラビン，クラドリビン）が自家末梢血幹細胞移植までに投与されていると細胞性免疫が著しく低下することが報告されており，注意が必要である．

4. 液性免疫

　液性免疫は主に免疫グロブリンが担っており，免疫グロブリンを産生するBリンパ球，形質細胞が重要な働きをする．液性免疫は主に細菌感染症に対して重要な働きをする．血清IgGがその指標として使用され，その値が400 mg/dL以下に低下すると感染症のリスクが高まると報告されている．そのため，定期的に血清IgG値を測定して，低下している場合には免疫グロブリン製剤投与により補充することは感染症予防効果がある．造血細胞移植後に免疫グロブリンを低下させる要因としてはGVHDの発症とステロイドの投与，リツキシマブの投与である．なお，免疫グロブリン製剤投与時には発熱，ショックなどのアレルギーがみられることがあり，とくに初回投与時には注意する．

🌢 B. 感染症 🌢

1. 細菌感染症

　細菌感染症は造血細胞移植後の感染症の中でもっとも頻度の高い感染症である．

表2　細菌の種類

グラム陽性菌
●グラム陽性球菌 　ブドウ球菌属，連鎖球菌属，腸球菌，嫌気性球菌 ●グラム陽性桿菌 　炭疽菌，クロストリジウム属（破傷風菌，ボツリヌス菌），リステリア属，ジフテリア属， 　結核菌

グラム陰性菌
●グラム陰性球菌 　ナイセリア属（淋菌，髄膜炎菌），ブランハメラ属 ●グラム陰性桿菌 　腸内細菌科（大腸菌，シトロバクター，クレブシエラ，エンテロバクター，セラチア， 　プロテウス，赤痢菌，サルモネラ），ブドウ糖非発酵性菌（緑膿菌，アシネトバクタ）， 　ヘモフィルス属，レジオネラ属，ヘリコバクター，バクテロイデス属など

細菌はグラム染色法による細胞壁が染まる色によりグラム陽性・陰性菌に，さらにその形状から球菌と桿菌に分類される（**表2**）．グラム陰性桿菌とグラム陽性球菌による感染症の頻度が高い．

a⊛細菌感染症の予防

　細菌感染症の予防のためには患者が手洗い，含嗽，入浴やシャワーにより皮膚，陰部，肛門などの清潔を保つことが重要である．また移植前に歯科受診や画像検査などで潜在的な感染巣を検索することも重要である．抗菌薬の予防投与も感染症の頻度を低下させ，治療成績を向上させる目的で，広く行われている．その場合，使用されるのは主にニューキノロン系薬［シプロフロキサシン（シプロキサン®），レボフロキサシン（クラビット®）など］である．

b⊛細菌感染症の診断

　細菌感染症の診断には発熱，血圧変化などの全身症状に加え，局所の症状（頭痛，咽頭痛，咳，喀痰，胸部痛，下痢，嘔気，腹痛など）を問診によって確認する必要がある．これにより感染巣を推定できることもある．X線，CT，超音波検査などの画像検査も重要である．起炎菌の同定には培養検査が行われる．血液，咽頭，尿，便，髄液など感染症を起こしていると考えられる部位から検体を採取する必要がある．血液培養の検体は2セット採取することで診断の感度が高まる．

c⊛細菌感染症発症時の対応

　細菌感染症でもっとも重要な症状は発熱である．とくに好中球減少時に注意が必要で，発熱性好中球減少症（febrile neutropenia：FN）とよぶ．その多くが感染症によるものであると考えられている．すみやかな対応が求められ，それにより患者の救命率が上がるとされる．以下，FNがみられた場合の注意点をまとめる．

・37℃前半の微熱であっても繰り返し検温し，その後の推移を確認する．
・患者が寒気，熱感を訴えた場合は，発熱がなくても繰り返し検温し，慎重に対応する．

> ・血液培養の検体を2セット採取し，必要に応じて血液検査，検尿・尿培養，胸部X線撮影を行う．
> ・血液培養検体採取後に，すみやかに抗菌薬投与を開始する．

細菌感染症の中で急性循環不全を呈する敗血症性ショックは，短時間で致命的な経過をたどるため，より厳重な対応が必要である．以下の観察項目が重要である．

1）血圧の変化の観察

敗血症性ショックは定義上は収縮期血圧で90mmHg以下だが，元々の血圧より40mmHg以上低下する，100mmHg以上であった収縮期血圧が100mmHgを下回った場合には敗血症性ショックの可能性がある．

2）意識障害

意識障害が出現した場合には敗血症性ショックになっている可能性がある．敗血症性ショックと診断された場合には急速補液（30分に1,000mL以上），カテコラミン投与，下肢挙上，酸素吸入，抗菌薬投与，貧血があれば輸血などを迅速に対応する．

d◉抗菌薬投与

すみやかな抗菌薬の投与が必要である．とくにFNでは最初は敗血症性ショックを起こしやすいグラム陰性桿菌を標的とした抗菌薬が選択される．βラクタム系抗菌薬の中のピペラシリン，タゾバクタム・ピペラシリン，セフェピム，セフタジジム，メロペネム，ドリペネムなどを選択する．最初は単剤で開始されることが多いが，アミノ配糖体系抗菌薬（アミカシンなど）やグリコペプチド系抗菌薬（バイコマイシンやテイコプラニン）と併用することもある．

e◉治療薬物モニタリング（therapeutic drug monitoring：TDM）解析

抗菌薬の中には適切な血中濃度を維持するために，その投与量を調整する必要がある薬剤がある．そうすることで副作用を軽減し，効果を最大限に発揮させることが可能となる．その対象となる抗菌薬はグリコペプチド系抗菌薬（バンコマイシン，テイコプラニン），アミノ配糖体系抗菌薬（アミカシンなど）である．後述する抗真菌薬であるボリコナゾールでも実施される．

2. 真菌感染症

真菌とはいわゆる「カビ」である．造血細胞移植で問題となる真菌は主にカンジダとアスペルギルス，ムーコルである．

a◉カンジダおよびカンジダ感染症

酵母様真菌の1つであるカンジダはヒトの組織に親和性が高く，消化管，上気道，腟などの粘膜や間擦部位（腋窩，陰股部）の皮膚表面に定着している．生体内に存在するため，そこから内因性感染を起こす．とくに消化管内に多く常在するた

表3　抗真菌薬

アゾール系
・フルコナゾール（ジフルカン®）
・ホスフルコナゾール（プロジフ®）
・イトラコナゾール（イトリゾール®）
・ボリコナゾール（ブイフェンド®）

ポリエン系
・アムホテリシンB（ファンギゾン®）
・リポソーマル化アムホテリシンB（アムビゾーム®）

キャンディン系
・ミカファンギン（ファンガード®）
・カスポファンギン（カンサイダス®）

め，抗がん薬投与や放射線照射により粘膜損傷があると流血中に入ってカンジダ血症を発症しやすくなる．長期の抗菌薬投与を行うと常在菌が減少してカンジダが選択的に増殖し，感染症を引き起こすこともある（菌交代現象）．外因性感染ルートとして血管内留置カテーテルなどを介して体外から侵入する感染症もある．

1）カンジダ感染症の診断と治療

臨床所見と培養の結果により診断される．カンジダ感染症としては以下のものがある．

- ・カンジダ血症，播種性カンジダ症
- ・肝カンジダ症，肝脾カンジダ症
- ・カンジダ眼内炎
- ・カンジダ肺炎
- ・カンジダ髄膜炎
- ・カンジダ腹膜炎
- ・カンジダ心内膜炎
- ・尿路カンジダ症
- ・消化管カンジダ症（口腔，咽頭，食道，下部消化管）

カンジダ血症を発症した場合には高率にカンジダ眼内炎を合併し，失明の危険性があるため，眼科医による検査が必要となる．1回のみの検査でなく，複数回確認する必要がある．

カンジダ感染症に用いる治療薬は**表3**に示したすべての抗真菌薬が使用可能である．個々の薬剤に関する説明は後述する．

2）カンジダ感染症の予防

カンジダ感染症は内因性感染症の発症が主であるため，体内での増殖を抑えるための予防が重要である．造血細胞移植ではフルコナゾール，ホスフルコナゾール，イトラコナゾール，ミカファンギンのいずれかによる予防投与が行われる．もっとも広く用いられているのがフルコナゾールである．

b◉アスペルギルスおよびアスペルギルス感染症

アスペルギルスは自然界に広く生息し，空中浮遊菌や食品汚染菌として分離される糸状菌である．ヒトに感染する場合は，大部分が空中に浮遊するアスペルギルスを吸入して，気道粘膜表面に定着することから始まるため，肺や副鼻腔の感染症を

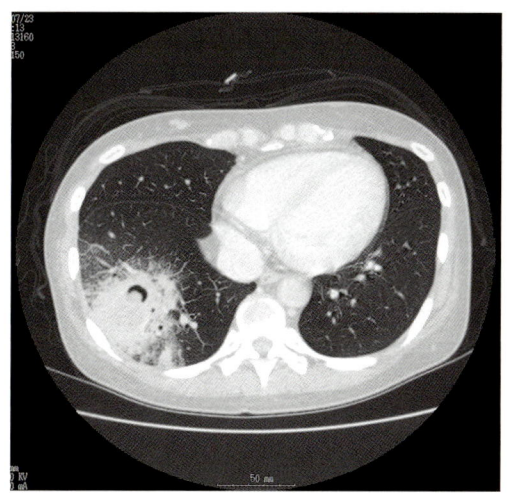

図2　右肺に発症した侵襲性肺アスペルギルス症
右肺に空洞を伴う大きな結節影を認める.

引き起こす.感染防御機構としては好中球とマクロファージなどの食細胞が主要な働きをするため,好中球減少とステロイド投与(ステロイドは貪食細胞の働きを抑えるため)が危険因子となる.

1) アスペルギルス感染症の診断と治療

　上述のようにアスペルギルス感染症は主に呼吸器系に感染症を起こす.また副鼻腔から中枢神経系に波及することもある.以下の感染症が重要である.

- ・肺アスペルギルス症
- ・副鼻腔アスペルギルス症
- ・中枢神経アスペルギルス症

　診断は病変と思われる臓器や部位から採取された病理検体でアスペルギルスを証明することが求められるが,その他,喀痰,気管支肺胞洗浄液などを用いた真菌培養検査でアスペルギルスが検出されることで代用することもある.しかし,一般細菌とは異なり培養検査でアスペルギルスが検出される頻度は決して高くないため,実際はX線,CTなどの画像所見を基に診断されることが多い.CT画像上では典型例では肺に結節影や空洞病変を呈することが多い(**図2**).

　真菌の成分が血液中に検出されることがあり,それを検出する検査は真菌感染症の診断に有用である(血清学的検査).アスペルギルスの抗原(ガラクトマンナン)検査とβ-Dグルカン検査である.後者はカンジダ感染症でも陽性化する.β-Dグルカン検査に用いる血液検体は特殊な容器で採取する必要があり,細菌の混入で結果が大きく左右されるため,採血時に容器の上部をアルコールで消毒する必要がある.

　アスペルギルス感染症に用いる第一治療薬は以下の2剤である.

> ・ボリコナゾール　　　　　　　　　　　　内服か静注
> ・リポソーマル化アムホテリシンB　　　　点滴静注

　ほかの薬剤で使用することがあるのは以下のとおりである．カンジダ症に広く用いられるフルコナゾール，ホスフルコナゾールはアスペルギルスに対しては抗真菌活性を有していないので使用されない．

> ・イトラコナゾール注　　　　　　　　　　点滴静注
> ・イトラコナゾール内用液　　　　　　　　内服
> ・ミカファンギン　　　　　　　　　　　　点滴静注
> ・カスポファンギン　　　　　　　　　　　点滴静注

2）アスペルギルス感染症の予防

　アスペルギルス感染症の予防にもっとも効力を発揮するのは防護環境（かつては移植病室，無菌室などとよばれていた）である．空気中のアスペルギルスを除去し，患者がアスペルギルスを吸入しなくすることでアスペルギルス症を予防する．ほかの予防法としては抗真菌薬の予防投与である．現在，アスペルギルス予防目的で使用されることがあるのはイトラコナゾール内用液とボリコナゾールがある．

c◉ムーコル症

　ムーコル症の多くは肺や副鼻腔に感染症を発症するため，アスペルギルス症に類似した経過をたどる．急速に悪化する臨床経過のため，致死率が高い．生前診断することはむずかしく，多くの場合が剖検で診断されている．有効な治療はリポソーマル化アムホテリシンBの点滴静注のみである．

d◉抗真菌薬

　わが国で侵襲性真菌感染症に対して使用できる抗真菌薬を**表3**（☞ p 38参照）にまとめた．

1）フルコナゾール，ホスフルコナゾール

　フルコナゾールは経口剤と注射剤がある．ホスフルコナゾール（プロジフ®）はフルコナゾールの改良型で，溶解薬液量を大幅に減らせることに成功した製剤である（ワンショット投与が可能）．フルコナゾールの最大の長所は経口でも注射でもすみやかに血中，髄液，あらゆる臓器に広く分布し，重篤な副作用が少ないことである．大部分のカンジダ属，クリプトコッカス属，トリコスポロン属に対して有効であるが，カンジダ属の中の一部とアスペルギルスなどの糸状菌には無効である．投与時のポイントは内服でも静注・点滴静注であっても1日1回投与でよいことである．

2）イトラコナゾール

　経口カプセル，内用液，注射剤がある．カプセル剤は胃内pHが高いと吸収が低下するため，食直後に投与するが，それでも吸収が安定しない不安定な製剤であり，血液内科領域ではあまり使用されない．内用液は吸収が安定した製剤であり，空腹時の投薬により効果的に吸収される．カンジダ属，クリプトコッカス属，アス

ペルギルス属に対して有効である．投薬時のポイントは内服も点滴静注も1日1回投与であること，点滴静注では単独投与（前後ライン内フラッシュが必要）で専用のラインを使用することである．副作用には嘔気，食思不振，下痢，肝機能障害などがあり，投与開始後はこれらの症状の出現に注意する．

3）ボリコナゾール

投与後，すみやかにあらゆる臓器に移行し，髄液・眼内への移行も良好である．カンジダ属，クリプトコッカス属，アスペルギルス属に対して有効である．フサリウムやスケドスポリウムといった特殊な真菌にも有効である．

投薬時のポイントは，内服は1日2回12時間ごとに空腹時投与すること，静注は1日2回12時間ごと投与である．投与時の注意点として静注は単独投与（前後ライン内フラッシュが必要）がある．副作用は肝機能障害，視覚異常がある．視覚異常は霧視，羞明感などであり，一過性で，投与後30～60分後に出現して，数時間程度で消失し，投与継続すると改善していくことが多い．

4）リポソーマル化アムホテリシンB

アムホテリシンB（ファンギゾン®）の毒性を軽減した薬剤である（アムビゾーム®）．カンジダ，アスペルギルス，クリプトコッカスなどのほぼすべての真菌に有効である．点滴静注製剤である．投与時のポイントは1日1回1～2時間以上かけて点滴静注する．3時間程度で投与すると投与時にみられる副作用が軽減することがある．副作用は投与中にみられる発熱・悪寒・頭痛・嘔気に加え，腎障害，低カリウム血症，低マグネシウム血症などが多い．

5）キャンディン系薬（ミカファンギン，カスポファンギン）

ミカファンギン，カスポファンギンともに重篤な副作用が少なく安全に投与できる抗真菌薬で，点滴静注製剤のみがある．カンジダとアスペルギルスに有効である．カンジダに対しては十分な抗真菌活性を有するが，造血細胞移植患者でみられる侵襲性アスペルギルス症に対する効果は確立していない．そのため侵襲性アスペルギルス症に使用する場合は単剤ではなく，併用が多い．ミカファンギンは移植後早期の真菌感染症予防にも用いられる．

e❉ニューモシスチス肺炎

ニューモシスチス肺炎の起因病原体であるニューモシスチス・イロベチ（*Pneumocystis jirovecii*）は以前は原虫に分類されていたが，現在は真菌（カビ）に分類されている．主に細胞性免疫が低下した患者で重篤な肺炎を発症する．発症すると救命率が低いため予防が重要である．症状は発熱，息切れ，咳である．

治療にはST合剤［バクタ®（経口）あるいはバクトラミン®（点滴静注）］の3分割投与が使用される．バクタ®やバクトラミン®が副作用などで使用できない場合には，ペンタミジン（ベナンバックス®点滴静注），アトバコン（サムチレール®）内服なども選択可能である．低酸素血症が高度な場合にはステロイド［プレドニゾロン（プレドニン®）など］を併用する．予防にはバクタ®0.5～2錠連日あるいは2～4錠を週2～3日内服を基本とするが，副作用などで使用できない場合にはベナ

ンバックス®の月に1回の吸入やアトバコンを使用する.

◆ベナンバックス®吸入の注意点

　吸入装置を用いて1回30分以上かけて投与する. 吸入装置は5μm以下のエアロ ゾル粒子を生成する能力を有する超音波ネブライザー, またはコンプレッサー式ネ ブライザーを使用する. 同じ姿勢で吸入すると薬剤の粒子が肺野全体に行きわたら ないため, 実施中は座位–側臥位–仰臥位になるように体位変換する.

　吸入刺激が強い場合があり, 喘息発作様の咳発作や呼吸苦を伴うことがあるた め, あらかじめ気管支拡張薬を吸入しておくとよい. 吸入中に, 咳や吐き気でつら くなるが, 休みをとりながら最後まで行うよう促す. 吸入後は嗄声や咽頭痛がみら れる場合もある. 周囲の人への影響もあるため, 換気のよい個室で行う. 介助・観 察などで入室する場合には, 医療者もマスクを着用して可能な限り吸入しないよう に注意する.

3. ウイルス感染症

　造血細胞移植後に問題となるウイルスは主に以下のヘルペスウイルス属である.

> ・単純ヘルペスウイルス（HSV）
> ・水痘・帯状疱疹ウイルス（VZV）
> ・サイトメガロウイルス（CMV）
> ・ヒトヘルペスウイルス6型（HHV-6）
> ・エプスタイン・バー（EB）ウイルス（EBV）

　これらに加えて出血性膀胱炎の起因ウイルスとなるアデノウイルス, BKウイル ス（正式にはBKポリオーマウイルスとよぶ）がある.

a◉ 単純ヘルペスウイルス

　単純ヘルペスウイルス（HSV）は口唇ヘルペス（図3）, 陰部ヘルペス, ヘルペ ス脳炎として発症する. 移植後1ヵ月以内は予防薬を投与しないと, とくに口唇や 口腔内に高率に発症し, 重症化する可能性が高い. そのため, 移植1週前から移植 後約1ヵ月間はアシクロビルあるいはバラシクロビル（バルトレックス®）を予防 的に投与する. 発症した場合の治療にもアシクロビルかバラシクロビル（バルト レックス®）の投与を行う. その他, ファムシクロビル（ファムビル®）という薬 剤もある.

b◉ 水痘・帯状疱疹ウイルス

　小児期に水痘を発症し感染した水痘・帯状疱疹ウイルス（VZV）は, 神経根に 潜伏感染し, 免疫能低下時に帯状疱疹（図4）を発症する（神経根からウイルスが 皮膚表面に出てくるため, 神経の走行に沿って発症）.

　一般的には片側性の神経走行に沿った水疱と疼痛を特徴として, 発症初期は発赤 程度であることや発症前に皮疹を伴わない疼痛や違和感を訴えることもある. また 発疹が神経領域に関係なく複数の領域に出現する播種性帯状疱疹や原因不明の激し

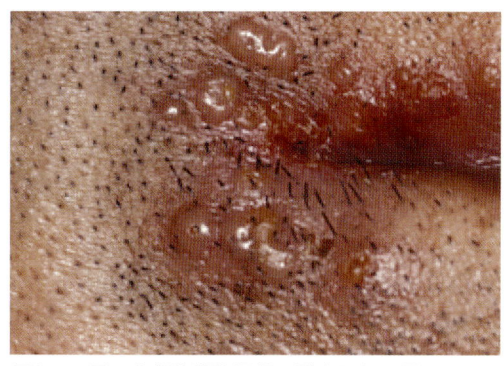

図3 口唇の皮膚粘膜移行部に発症した口唇ヘルペス

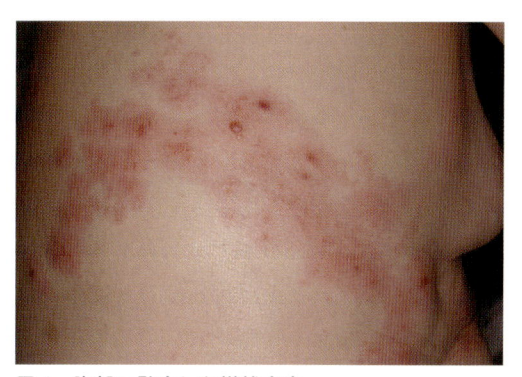

図4 胸部に発症した帯状疱疹

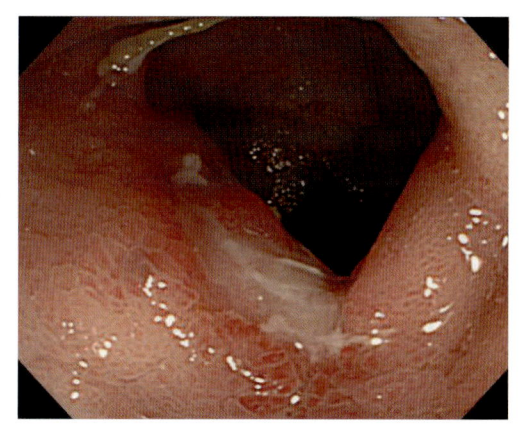

図5 消化管に発症したサイトメガロウィルス感染症
潰瘍を認める.

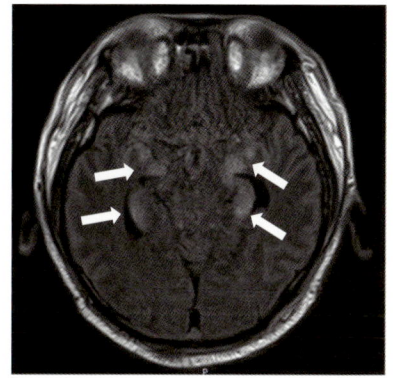

図6 HHV-6の頭部MRI画像
左右対称性に病変がみられる.
（緒方正男：中枢神経合併症（HHV-6脳症を含む），みんなに役立つ造血幹細胞移植の基礎と臨床，改訂版（神田善伸編），p 462，医薬ジャーナル社，2012より引用）

い腹痛として発症する内臓播種性感染症もあり，致命的となる可能性があり注意が必要である.

　帯状疱疹への治療にはアシクロビル，バラシクロビル，ファムシクロビル，アメナビル（アメナリーフ®）が使用される．播種性帯状疱疹や内臓播種性感染症では高用量のアシクロビルを静注で投与する．発症を予防するために少量の抗ウイルス薬（アシクロビル連日やバラシクロビル隔日や連日）を長期に投与することが広く行われている.

　広範囲病変や播種性病変の場合はVZVが発疹部より空気中に放出され，ほかの患者に空気感染する可能性があり，個室隔離や陰圧室での管理が望ましい.

c◦サイトメガロウイルス

　正常な宿主の場合，サイトメガロウイルス（CMV）が感染しても無症状で経過すること（不顕性感染）が多いが，同ウイルスは生涯，生体内に潜伏感染する．しかし，免疫不全患者，とくに同種造血細胞移植後において再活性化して重篤な感染

症を引き起こす．免疫不全下で再活性化した場合の感染症は，肺炎（咳や低酸素血症），胃腸炎（腹痛，下痢，嘔気）（**図5**），網膜炎（視覚異常，視力低下）のほかに発熱や血球減少を認めることもある．これらの感染症はいったん発症すると重篤化するため，ウイルスが再活性化しても，感染症を発症する前に早めに抗ウイルス薬を投与する（先制治療とよぶ）対策がとられる．

　早期のウイルス再活性化検出には末梢血の白血球を用いるCMVアンチジェネミア（抗原血症）検査が使われ，この検査結果が陽性化した場合には，無症状であってもその基準に応じて抗ウイルス薬の投与を開始する．CMVに有効な抗ウイルス薬はガンシクロビル（デノシン®），ホスカルネット（ホスカビル®），バルガンシクロビル（バリキサ®）がある．再活性化の検出にかかわらず抗ウイルス薬を投与する予防は薬剤の副作用ゆえにこれまで行われてこなかったが，レテルモビル（プレバイミス®）という薬剤は副作用が少なく，効果的にCMVの再活性化自体を抑制することが示された．本剤は移植日から後1ヵ月以内に開始し，移植後100日まで継続投与し，経口と静注が選択可能である．

d✤ヒトヘルペスウイルス6型（HHV-6）

　HHV-6の初感染は幼少時に突発性発疹という発熱性疾患を発症する．その後潜伏感染する．同種造血細胞移植後に再活性化し，中枢神経障害を起こす（脳炎や脊髄炎）．症状，所見などから疑い，髄液検査にてHHV-6を検出することで確定診断を行う（**図6**）．症状としては皮疹を伴わない瘙痒感や痛み（背部の激痛など．鎮痛薬は無効）などの異常感覚，けいれん，健忘症状・記憶障害，人格の変化などを認める．救命できた場合でも健忘などの後遺症を残す可能性がある．早期発見が重要で，これらの症状を訴えた場合にはすみやかに髄液検査，抗ウイルス薬投与を開始するべきである．HHV-6に有効な抗ウイルス薬はホスカルネットとガンシクロビルであるが，ホスカルネットを選択することが多い．

e✤EBウイルス

　幼少時あるいは思春期までに初感染し，不顕性感染で経過するか伝染性単核症を発症する．その後，潜伏感染する．造血細胞移植後には免疫監視機構から逃れたEBウイルス感染細胞（主にB細胞）が腫瘍性に増殖し悪性リンパ腫と同じような病態を引き起こすことがある（移植後リンパ増殖性疾患，PTLD）．B細胞以外の場合もある．治療として使用可能な抗ウイルス薬はなく，免疫の回復による効果を期待して免疫抑制薬の減量・中止，ドナーリンパ球輸注（DLI），リツキシマブ（リツキサン®）単独投与，多剤併用化学療法などが行われる．

f✤アデノウイルス，BKポリオーマウイルス（BKウイルス）

　アデノウイルス，BKポリオーマウイルスともに造血細胞移植後に出血性膀胱炎を発症するウイルスである．アデノウイルスは重篤な全身感染症を発症することもある．移植患者が頻尿，排尿時痛，尿意切迫，肉眼的血尿などを認めた場合には，すみやかに検尿にて潜血反応の有無を確認する．頻尿や痛みが強い場合には尿道カテーテルを留置する．血尿が高度だとカテーテルが閉塞してしまい，繰り返し膀胱

洗浄が必要となることもある．とくにこれらのウイルスは水平感染し，施設内でアウトブレイクする可能性があり，発端者からの他の患者への伝播の防止に努める必要がある（尿の管理，手洗いの徹底，環境清掃など）．なお，アルコール消毒には耐性である．わが国では有効な治療薬は入手できず，基本的には保存的な治療が中心となる．

g❋抗ウイルス薬

造血細胞移植後によく使用される抗ウイルス薬の特徴を以下に示す．

1) アシクロビル

HSV，VZVに有効である．副作用は腎障害，意識障害などがある．投与時は十分な飲水を確保し，必要に応じて補液も行う．点滴静注時には1日3分割投与する．注射剤は配合禁の薬剤が多いため注意が必要である．内服時は半減期が短いため，5分割して投与する．移植後約1年の間，少量内服することで帯状疱疹の発症を効果的に予防できる．

2) バラシクロビル

HSV，VZVに有効である．5分割投与が必要なアシクロビル内服製剤の改良版プロドラッグで，1日3回分割でよい（単純ヘルペスに対して1日2錠投与の際は2分割）．副作用はアシクロビルと同じで腎障害，意識障害などがある．

3) ガンシクロビル（点滴静注）とバルガンシクロビル

ガンシクロビル（デノシン®），バルガンシクロビル（バリキサ®）ともにCMVに使用される．ガンシクロビルはHHV-6に有効であるが，ホスカルネットを使用する方が多い．バルガンシクロビルはガンシクロビルのプロドラッグ内服製剤である．ともに2分割投与する．副作用は白血球や血小板減少，腎障害などがある．ガンシクロビルはシクロスポリン・タクロリムスとの配合変化があり，両剤の同じラインでの同時静注は控える．

4) ホスカルネット

CMV，HHV-6に有効である．点滴製剤である．副作用は腎障害，電解質異常，嘔気・嘔吐などがある．嘔気や電解質異常（カルシウム，マグネシウム低下）に伴う症状（口唇や手足のしびれなど）は，投与中・投与直後に生じることが多いので注意する．投与時は十分な補液やカルシウムやマグネシウムなどの補充を行う．

4. ワクチン接種

造血細胞移植患者へのワクチン接種はインフルエンザワクチンや肺炎球菌ワクチンといった不活化ワクチンが積極的に行われてきたが，生ワクチンを含めたすべてのワクチンに関する十分な指針がなかった．そこで日本造血細胞移植学会が予防接種のガイドライン[2]を発行しており，2018年4月に改訂された．学会ホームページより閲覧可能であり，そちらを参照いただきたい．また患者ごとで利用可能な「ワクチン接種スケジュールExcelテンプレート」[3]もあるので活用いただきたい．

文　献

1) 矢野邦夫（訳）：造血幹細胞移植患者の日和見感染防止のためのCDCガイドライン，メディカ出版，2001

2) 日本造血細胞移植学会：造血細胞移植ガイドライン–予防接種（第3版），2018〈https://www.jshct.com/uploads/files/guideline/01_05_vaccination_ver03.pdf〉（最終アクセス2019年8月）

3) 日本造血細胞移植学会：ワクチン接種スケジュール〈https://www.jshct.com/uploads/file/guideline/01_05_template.xls〉（最終アクセス2019年8月）

 **2** **造血細胞移植後非感染性晩期合併症の
スクリーニングと予防**

A. 移植後晩期の予後と晩期死因

　同種造血細胞移植は急性期の合併症リスクが大きい治療であったが，HLA適合の手法，移植前処置，免疫抑制薬，感染症や移植片対宿主病（GVHD）に対する支持療法の改善などにより非再発死亡が減少し，移植成績が改善していることが各国より報告されている[1, 2]．"移植後晩期"とは，移植後2年または5年経過した場合を一般的に指すが，急性期の合併症死亡のリスクを乗り越え，原病再発のリスクも十分に低下した時期ということになる．やはり急性期の合併症死亡リスクと比較すると，移植後2年目以降は比較的長期生存が望めることが期待され，移植後2年生存者では5年生存割合が89%，10年生存割合が85%，15年生存割合が80%，移植後5年生存者では20年生存割合が80%と報告されている[3-6]．

　しかし，移植後の治療成績の改善により長期生存が可能となったとはいえ，移植後の期待余命は移植を受けていない一般集団と比較すると低く，死亡リスクは2〜9倍と高いことが報告されている[4-6]．移植後晩期に起こる身体的合併症としては，慢性GVHD，感染症，二次がん，内分泌疾患，臓器障害など，さまざまなものがあるが，移植後10年時点で約6割のサバイバーが何らかの晩期合併症を有すると報告されている[7]．さらに移植後5年後以降に死亡につながる晩期死因としては，原病再発以外に，二次がん，心血管障害，感染症，慢性GVHD，呼吸器疾患などがあることが報告されている[4]．わが国の移植レジストリデータ（TRUMP）を用いた移植後2年無病生存例11,047例の晩期の死因に関する解析では，移植後2〜4年は感染症と肺合併症，5年目以降は二次がんが晩期死亡の原因となる率が上昇することが示された（**図1**）．またそれぞれの合併症死亡リスクが移植を受けていない一般集団と比較して高いことも示されている[8]．

　移植後長期フォローアップの役割は，移植を受けて退院したあとの生活において起こりうるさまざまな問題の早期発見と介入であるが，その病態は血液内科領域疾患にまったくとどまらず，全身の臓器に起こりうる[9, 10]．本項では造血細胞移植学会ガイドライン　第4巻（LTFUガイドライン）[11]の内容に沿って，非感染性合併症について解説する．13の臓器，項目について，①起こりうる主な病態・症状，②リスク因子と発症頻度，③スクリーニングと予防の推奨を示す．各臓器の慢性GVHDについては，詳細は「第II章　3．慢性GVHDの診断とマネジメント」「第III章　1．GVHDのアセスメントと看護ケア」を参照していただきたい．

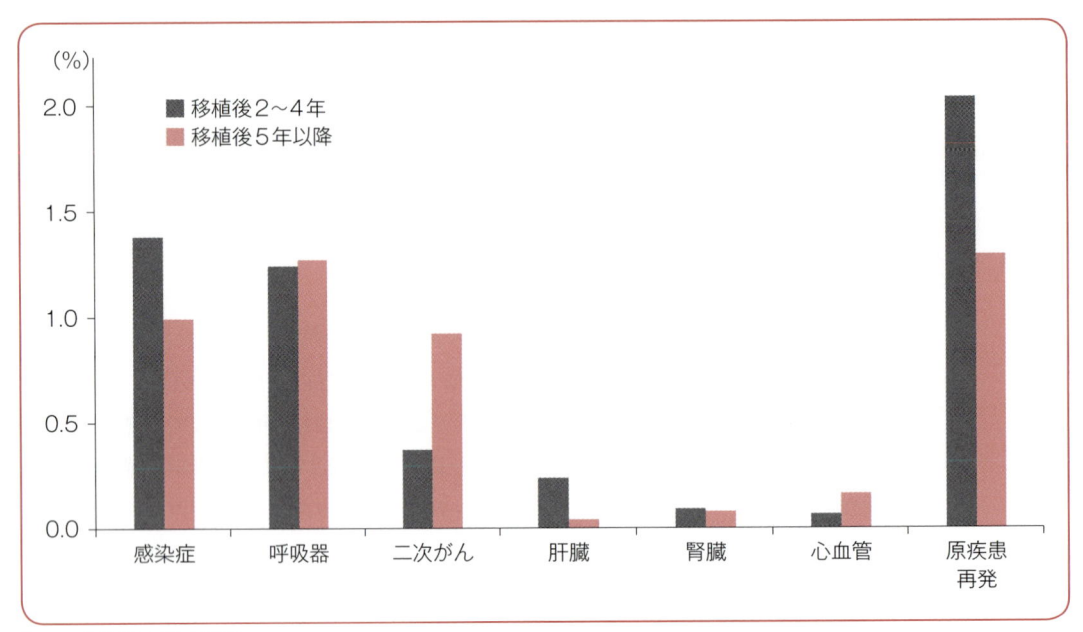

図1 移植後晩期の死因
(Atsuta Y et al：Late mortality and causes of death among long-term survivors after allogeneic stem cell transplantation. Biology of blood and marrow transplantation：Journal of the American Society for Blood and Marrow Transplantation **22**：1702-1709, 2016. e-pub ahead of print 2016/06/02；doi：10.1016/j.bbmt.2016.05.019 より作成)

B. 皮 膚

1. 起こりうる主な病態・症状

　　　皮膚症状は，退院後の外来で患者から訴えられることがもっとも多い症状の1つであり，セルフケアが可能な部位であることから，フォローアップ外来における指導対象となることが多い．鑑別すべき病態としては慢性GVHD，二次がん，薬疹，原疾患の皮膚再発などがある．慢性GVHDについては診断的徴候や特有徴候などの特徴的な所見があるが，GVHDの治療を行っても所見が改善しない場合や，二次がん，原疾患の再発を含めたほかの病態を疑い，すみやかに皮膚科専門医へのコンサルテーションが必要となる．肉眼的視診に加え，皮膚生検が鑑別診断に必要となることがある．

2. リスク因子と発症頻度

　　　わが国の多施設レジストリデータの解析により，皮膚がんの発症は，一般集団の7.2倍と報告されている[12]．また，皮膚二次がんの発症リスクは移植後1年といった比較的早い時期から10年目以降まで，一貫して高いことも同解析から示されている．リスク因子としては，同じ解析データからは慢性GVHDの既往が有意に二次がん発症に関連することが示されている．放射線照射に関しては，わが国の解析では統計学的に有意な影響は示されていない．日光曝露については，慢性GVHDの

　　増悪因子となりうること，また一般的な皮膚がんのリスク因子となることからも，皮膚二次がんのリスク因子と考えられる．

3. フォローアップ外来におけるスクリーニングと予防

　　全身の皮膚の異常所見の有無について問診，診察を行い，皮膚病変を認めた場合は，早期に皮膚科へのコンサルテーションを検討する．

　　皮膚は患者自身による観察が可能な部位であるため，定期的な皮膚の自己チェックの必要性とともに，所見を認めた場合にはすみやかに担当医に報告するように指導する．

　　長袖の服の着用やSPF20以上の日焼け止めの塗布など，日光曝露を避けるように指導する．

　　二次がんの発症リスクについて情報提供し，移植後5年目以降も継続した自己チェックが重要であることを指導する．

　　皮膚のセルフケアの基本となる「清潔にする」「保湿する」「物理的・化学的刺激を避け，皮膚を保護する」について，具体的な方法を指導する．

"C. 眼"

1. 起こりうる主な病態・症状

　　眼の症状は，皮膚，口とならんで退院後の外来で患者から訴えられることがもっとも多い症状の1つである．鑑別すべき病態としては主なものに乾燥性角結膜炎（慢性GVHD），白内障があるが，ほかには虚血性微小血管性網膜症，出血，感染性網膜炎［CMV（サイトメガロウイルス），HHV（ヒトヘルペスウイルス），トキソプラズマ，真菌など］，白血病/リンパ腫の浸潤なども鑑別が必要となることがある．これらの鑑別診断には，眼科専門医へのコンサルテーションが必要となる．

2. リスク因子と発症頻度

　　眼のGVHDは多くの場合，口腔乾燥，腟炎，皮膚乾燥とともに出現し（sicca症候群），同種移植後長期サバイバー1,140人を対象とした横断的調査によると，移植後年数中央値7年（3〜19年）のサバイバーにおける眼GVHDの頻度は31%と全臓器の中でもっとも高かった（皮膚：25%，口：21%）[13]．

　　白内障のリスク因子として留意すべきは全身放射線照射とステロイド治療である．骨髄破壊的前処置のための全身放射線照射（分割照射）を受けた場合には，白内障の発症が10年で40〜70%と報告される．ステロイド治療については，GVHDなどで長期間の治療を受けた場合には，10年で約30%の発症が報告されている．通常と同様に，高齢であるほど白内障の発症頻度が高くなるが，移植を受けていない一般集団と比較すると，放射線照射やステロイド治療を受けている場合には，低

年齢で白内障を発症しうることに留意する．

3. フォローアップ外来におけるスクリーニングと予防

移植後6ヵ月，1年，以降年1回，眼に関する症状の有無を確認する．

症状がない場合にも，移植後1年目には視力と眼底検査を含めた眼科専門医の診察を行う．

眼の症状を認める場合には，すみやかに眼科コンサルテーションを行う．

D. 口　腔

1. 起こりうる主な病態・症状

口の症状は，皮膚，眼とならんで退院後の外来で患者から訴えられることがもっとも多い症状の1つであり，皮膚と同様にセルフケアが可能な部位であることから，フォローアップ外来における指導対象となることが多い．慢性GVHD症状の発症頻度が高い部位であるほか，GVHD以外の原因による口腔乾燥も起こりうる．また二次がん（扁平上皮細胞がん）の発症リスクが高い部位である．口腔ケア指導のほか，二次がんを含めた鑑別診断のため，歯科・口腔外科へのコンサルテーションが重要である．

2. リスク因子と発症頻度

口腔GVHDは眼，皮膚とならび，慢性GVHD症状が高頻度に認められる部位である．

GVHD以外の口腔乾燥のリスク因子としては放射線照射のほかに，抗うつ薬，抗ヒスタミン薬，利尿薬，筋弛緩薬，鎮痛薬などの薬剤がある．他施設からの処方も含め，訴えがある場合には薬剤の確認も必要となる．

わが国の多施設レジストリデータの解析より，口腔がんの発症は，一般集団の15倍超と報告され，移植後二次がんの中でもっとも発症リスクの高い部位であった[12]．口腔がんのリスク因子としては慢性GVHD，とくに口のGVHDが報告されており[12, 14]，慢性GVHDの所見を継続的に観察するなかで，所見の変化を察知することが重要となる．回復しない病変や，頬粘膜や舌の白斑の出現などを認めた場合にはすみやかに歯科・口腔外科専門医へのコンサルテーションが必要となる．

3. フォローアップ外来におけるスクリーニングと予防

移植後6ヵ月，1年，以降年1回，口腔の観察と歯科・口腔外科医による評価を行う．

口腔GVHDを有する患者の場合には，二次がんスクリーニング，口腔衛生保持やセルフケア指導を目的として，歯科・口腔外科医による診察を含めたより頻繁な

確認が必要となる.

　　乾燥，疼痛，味覚障害，嚥下障害などのさまざまな自覚症状が起こりうるため，経口摂取量の制限・低下，栄養状態の悪化の有無に留意し，管理栄養士へのコンサルテーションも含めた介入を検討する.

　　口腔内の衛生保持，口腔内保湿についてのセルフケア方法を指導する.

　　喫煙や清涼飲料水の日常的摂取などの高リスク習慣の有無の確認と，生活指導を行う.

　　口腔は皮膚と同様に患者自身による観察が可能な部位であるため，二次がんの発症リスクに関する情報提供とともに，自己チェックとセルフケアの具体的な方法と重要性を指導する.

E. 呼吸器

1. 起こりうる主な病態・症状

　　移植後の免疫不全に伴うさまざまな感染症のほかに，非感染性の呼吸器合併症についてスクリーニング，早期介入を行うことは，患者の予後やQOL改善に重要である．移植後の非感染性肺合併症の主なものとしては，閉塞性細気管支炎（bronchiolitis obliterans：BO）と特発性器質化肺炎（cryptogenic organizing pneumonia：COP）が挙げられる.

　　とくにBOの予後は不良であり，BO発症例の非再発死亡率は移植後4年で40%にも上昇することがわが国の多施設データから示されている[15]．息切れや空咳などの自覚症状は進行期に初めて現れることも多いため，定期的なスクリーニングによる早期の診断と介入が重要である．図2に示すとおり，呼吸機能検査により，1秒量の低下［%1秒量（1秒量/予測1秒量）<75%，もしくは1秒率（1秒量/肺活量）<70%］がある場合にはBOを疑い，ステロイド吸入などの介入や，よりインターバルを短くして呼吸機能をフォローアップするなどの対応が必要である.

2. リスク因子と発症頻度

　　BOは肺のGVHDと考えられており，全同種移植患者の5.5%，慢性GVHDを有する患者の14%に発症すると報告され，移植後2年以内の発症が多いとされる．リスク因子としては他臓器のGVHD，とくに眼と口の慢性GVHDのほか，末梢血細胞移植などがある．臍帯血移植や抗胸腺細胞グロブリン（anti-thymocyte globulin：ATG）を用いた移植では発症率が有意に少ないことも示されている.

　　COPは，以前はbronchiolitis obliterans organizing pneumonia（BOOP）として知られた病態であり，発症頻度は1〜10%，移植後半年から1年の発症が多いとされる．GVHD，末梢血細胞移植のほか，女性ドナーから男性患者への移植などがリスク因子として示されている.

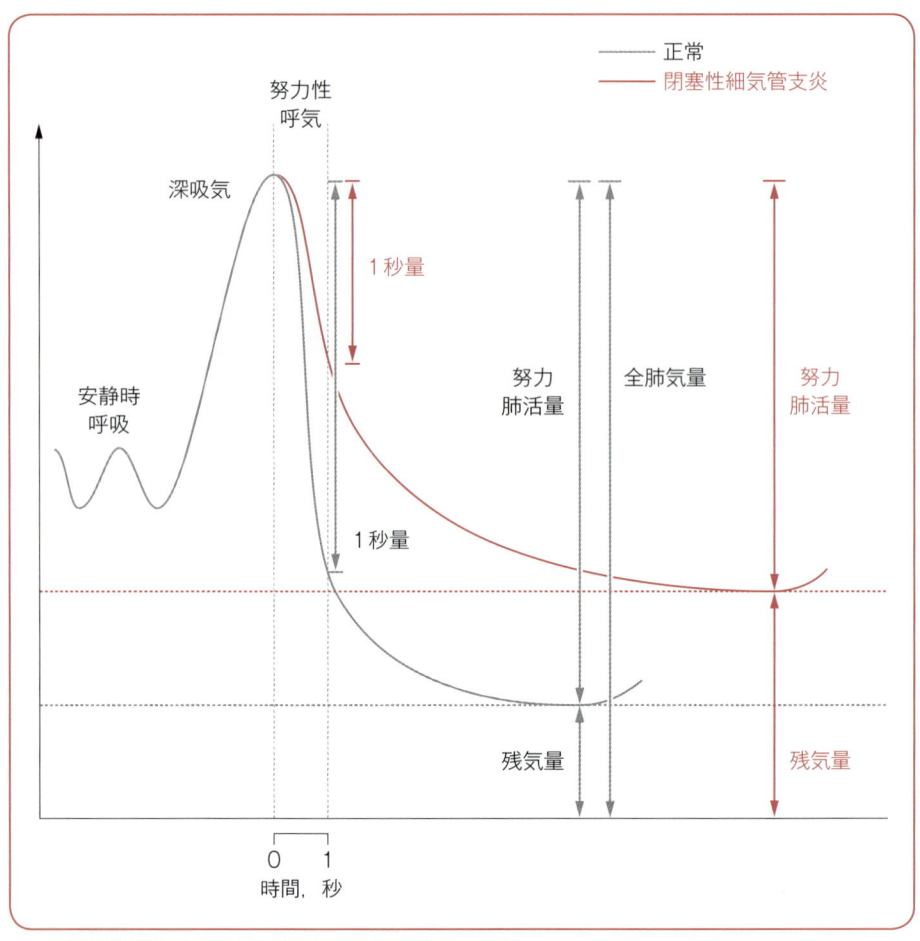

図2 呼吸機能検査で示される閉塞性細気管支炎の特徴
（日本造血細胞移植学会ガイドライン委員会（編）：造血細胞移植学会ガイドライン，第4巻，医薬ジャーナ
ル社，2017 より引用）

3. フォローアップ外来におけるスクリーニングと予防

　　呼吸機能検査による評価を，移植後1年目は3ヵ月ごと，2年目以降は1年ごと
に行う．

　　慢性GVHDを有する患者では，BO発症のハイリスク症例であるため，症状がな
くても3ヵ月に1回の呼吸機能検査を行う．

　　症状がある場合や，以前と比較して%1秒量の低下がある場合には，より頻回の
フォローアップが必要となる．

　　喫煙，受動喫煙のリスクの評価，生活指導を行う．

❝ F. 消化管 ❞

1. 起こりうる主な病態・症状

　　移植後晩期の消化管症状の主な原因は慢性GVHDによるものであるが，その他に胃食道逆流症，感染症，薬剤などがあり，それぞれ比較的まれではあるものの，ときに鑑別が必要となる．

　　また消化管は，食道がん，大腸がんの発症リスクが一般集団と比較して有意に高く，二次がんの発症臓器としてスクリーニングが非常に重要となる部位である．GVHDの重症度が体重減少の程度で判断されるとおり，消化管の晩期合併症は低栄養につながりやすく，内視鏡検査などによる精査とともに，管理栄養士による介入が必要となる場合もある．

2. リスク因子と発症頻度

　　わが国の多施設レジストリデータの解析より，食道がんの発症は，一般集団の8.5倍と報告され，移植後二次がんの中で，口腔についで2番目に一般集団と比較した発症リスクが高い部位であった[12]．リスク因子は慢性GVHDであるが，食道の扁平上皮がんが慢性GVHDを生じた部位に発生することも報告されており，口腔・消化管慢性GVHD症状のある患者，また既往のある患者についてはハイリスクと考えてスクリーニングをすすめる必要がある．大腸がんの発症リスクも一般集団の2倍となることが示されており，便潜血検診などの機会は逃さずに受検することを指導する．

　　薬剤としては，非ステロイド性抗炎症薬，経口ビスホスホネート，カルシニューリン阻害薬，ST合剤，イトラコナゾール，ボリコナゾールなどが消化管症状を引き起こす場合があり，薬剤性以外の原因がないかに留意したうえで，中止や変更の可否について，薬剤師も含めて検討を行う．

3. フォローアップ外来におけるスクリーニングと予防

　　食道がん，大腸がんの発症リスクが一般集団と比較して上昇するため，内視鏡検査や便潜血などの無料のがん検診の機会は，少なくとも逃さずに受検する必要性について情報提供する．

　　とくに口や消化管のGVHD症状を有する，または既往のある患者においては，生涯にわたって食道がんのスクリーニングを行うことが推奨される．

　　体重減少を認める患者においては，低栄養の合併がないか注意する．

"G. 肝　臓 "

1. 起こりうる主な病態・症状

移植後晩期の肝障害の原因はさまざまであり，慢性GVHD，肝炎ウイルスなどのウイルス感染症，薬剤，鉄過剰症などが主な原因となる．

2. リスク因子と発症頻度

ウイルス感染症としては，水痘・帯状疱疹ヘルペス（VZV），単純ヘルペスウイルス（HSV），サイトメガロウイルス（CMV），B型肝炎ウイルス（HBV），およびC型肝炎ウイルス（HCV）の再活性化などが肝障害の原因となる．HBs抗原陽性のHBVキャリアにおける移植後のHBV再活性化は50％以上と高率であることが示されている．HBc抗体またはHBs抗体陽性のHBV既感染患者においても，移植後に抗体が消失しHBs抗原が陽性化するセロコンバージョンをきたし，致死的な肝炎を起こしうることが報告されている．慢性HCV感染患者における移植後の肝硬変発症率は，15年で11％，20年で24％と，移植を受けていない場合と比較して高率で早期の発症である．輸血製剤からの肝炎ウイルス感染の頻度は2014年以前と比較して低率になっているものの，移植後の肝障害を認めた場合には，輸血後ウイルススクリーニングを行うことを忘れない．

薬剤としては降圧薬，脂質異常症治療薬，血糖降下薬，非ステロイド性抗炎症薬，抗うつ薬，抗菌薬などが原因となりうるため，薬剤師も含め，鑑別を検討する．

移植後の肝障害の原因として，鉄過剰症も鑑別に挙がる．赤血球輸血による鉄沈着が原因であり，フェリチン値が治療開始と治療効果判定の指標となる．感染症，糖尿病，臓器障害をきたし，生命予後にも影響するという報告がある．

3. フォローアップ外来におけるスクリーニングと予防

移植後1年までは3ヵ月ごと，その後，年1回は肝機能検査を行う．GVHDを有する患者ではより頻回なチェックを行う．

輸血後の患者では，輸血後感染症，血清フェリチン値のモニタリングを行う．

HBV陽性またはHCV陽性患者においては，定量PCR法によるウイルス量のモニタリングを行う．

"H. 心血管 "

1. 起こりうる主な病態・症状

移植後の心血管合併症には移植後数年から数十年で出現する心筋症，弁膜異常，

伝導障害，無症候性心機能障害，うっ血性心不全，虚血性心疾患，不整脈などさまざまな心障害が含まれる．

2. リスク因子と発症頻度

　心障害の発症リスクは一般集団と比較して1.7〜3.5倍に上昇し，移植後10年時点の累積発症率は3〜10%程度であることが報告される．また移植後晩期の合併症死亡の原因としても一般集団と比較して1.4〜2.3倍高いことが報告されている．

　リスク因子としては移植前の要因としてアントラサイクリン系抗がん薬の総投与量，胸部への放射線照射，移植前の心機能，移植前処置（強度）など，移植後要因としては，内分泌障害，低マグネシウム血症，成長ホルモン分泌障害，甲状腺機能低下，性腺機能障害，GVHDによる血管内皮障害，輸血・鉄過剰症などがある．

　アントラサイクリン系抗がん薬による心機能障害の特徴は，用量依存的に進行する心筋症である．ドキソルビシン換算総投与量が$400\,mg/m^2$を超えると，うっ血性心不全の発症リスクが有意に増加することが知られているが，近年は，移植前の化学療法中から，より早期のモニタリングを行うことが推奨されている．

　胸部への放射線照射は拘束性心筋症や不整脈など，さまざまな心合併症の原因となる．前処置で用いる全身放射線照射を含み，$15\,Gy$未満の胸部照射では心血管合併症リスクの上昇は示されていないが，$35\,Gy$以上の照射では心血管合併症の発症率が健常人の3〜4倍に上昇するとされている．

　その他のリスク因子としては，高血圧，脂質代謝異常，糖尿病などの代謝障害，甲状腺機能低下，性腺機能低下，成長ホルモン分泌低下などの移植後内分泌障害，電解質異常，メタボリック症候群，喫煙，運動不足などの一般的なリスク因子が挙げられる．これらの保有率が移植後には高いために，心合併症のリスクが二次的に上昇することも考えられ，また移植後は肥満ではなくても代謝障害の発症が多いことも報告されている．

3. フォローアップ外来におけるスクリーニングと予防

　移植後1年以降，年1回の定期的な評価を行う．

　アントラサイクリン系抗がん薬投与歴や胸部X線照射歴などのリスク因子をもつ患者では，より頻回のチェックを要する．

　心エコー，心電図，血漿BNPなどのモニタリングを行う．

　規則的な運動，体重維持，禁煙，食事指導といった一般的な生活指導が，心合併症の予防，予後改善につながることを認識し，患者に対しては生活習慣の改善のメリットに関する理解が得られるよう，生活指導を行う．

　糖尿病，高血圧，脂質異常症などの一般的な心血管障害のリスク因子については内分泌専門医へのコンサルテーションを含め，適切に治療する．

Ⅰ. 腎・泌尿器

1. 起こりうる主な病態・症状

　　移植後にはリスク因子に示すさまざまな原因により，慢性腎臓病（chronic kidney disease：CKD）を発症する危険性がある．定義としては，タンパク尿（30 mg/gCr以上のアルブミン尿）のほか，糸球体濾過量（glomerular filtration rate：GFR）の低下（60 mL/分/1.73 m^{2}未満が3ヵ月以上持続）などが用いられる．CKDは腎不全の予備群であり，心血管疾患や生命予後のリスク因子でもある．早期に腎臓専門医へのコンサルテーションを行い，積極的な介入が必要となる．

2. リスク因子と発症頻度

　　CKDの発症率はおおむね20%程度，好発時期は移植後6ヵ月～1年とされている．経過は穏やかだが，同種移植患者の透析導入率は約5%と報告され，末期腎不全患者の死亡率は90%にのぼる．

　　リスク因子には，原病としての多発性骨髄腫，移植前に投与された白金製剤（シスプラチン）やシクロホスファミド，腎周囲の局所放射線照射，全身放射線照射，急性腎障害の既往，血栓性微小血管症，カルシニューリン阻害薬の使用，ネフローゼ症候群/慢性GVHD，ウイルス感染症（アデノウイルス，BKウイルス）などがある．

3. フォローアップ外来におけるスクリーニングと予防

　　移植後は定期的に尿素窒素，クレアチニン，および尿タンパクを測定する．

　　体表面積あたりのGFRが60 mL/分未満になった患者については腎臓専門医にコンサルテーションする．

　　外来受診ごとに血圧を測定し，生活習慣の改善も含めた高血圧の予防・生活指導と治療を行う．

J. 神経・認知障害，易疲労

1. 起こりうる主な病態・症状

　　移植後の神経障害は中枢神経系および末梢神経系のいずれにも生じる．中枢神経障害の主な原因としては感染症（アスペルギルス，トキソプラズマ，VZV），カルシニューリン阻害薬などの薬物関連毒性，白質脳症，二次がん，脳血管障害がある．末梢神経障害は，外来において手足の末梢のしびれとしての訴えがもっとも多い症状の1つであり，主な原因としては移植前の抗がん薬による末梢神経障害（ビンカアルカロイド製剤，白金製剤，ボルテゾミブ），帯状疱疹後神経痛，また

GVHDに関連する症状もまれではあるが認める.

　その他に，いわゆるchemo-brainとして知られる認知機能障害は患者自身から訴えないことも多いが，復職困難や復職後の再離職，人間関係に障害をきたす可能性もあり，疑われる場合には留意する必要がある．移植後長期に続く易疲労も外来において経験されることもある.

2. リスク因子と発症頻度

　神経障害については，その原因となるカルシニューリン阻害薬，頭蓋・全身放射線照射，髄腔内化学療法，GVHD，末梢神経障害をきたす抗がん薬がリスク因子となるが，移植後の多くの症例がハイリスク症例ということになる.

　易疲労のリスク因子・原因としては身体的問題として低栄養，貧血，心・肺・腎・肝機能低下，胃腸障害，神経障害，筋力低下，内分泌異常（甲状腺，性腺，副腎），ほかに薬剤性，アルコール，サプリメントなどがあり，それらが除外された場合には心理的問題が挙がる.

　心理的問題がある場合には，疲労感とともに疼痛，睡眠障害，不安を訴えることも少なくなく，うつ状態の除外も重要である.

3. フォローアップ外来におけるスクリーニングと予防

　年1回程度の定期的な評価が必要であるが，ハイリスク患者ではより早期かつ頻回の評価が望ましい.

　神経障害，認知機能の異常を認めた場合には，神経専門医へのコンサルテーションが必要である.

　神経・認知障害は，移植後はだれにでも起こりうる合併症であることを認識し，注意深い聞き取りと多面的な検討が求められる.

K. 骨，筋肉

1. 起こりうる主な病態・症状

　外来で経験することが多い晩期の合併症としては，骨量低下・骨粗鬆症と虚血性骨壊死が挙げられる．筋・結合組織の合併症としては，それぞれまれなものではあるが，ステロイド性ミオパチー，筋炎，筋膜炎，強皮症様硬化性病変がある.

2. リスク因子と発症頻度

　骨量の低下は移植後半年から1年で進行し，発症率は骨粗鬆症は25%，骨量低下は50%に達すると報告される．リスク因子としてもっとも強力なものは長期のステロイド投与であるが，その他にカルシニューリン阻害薬，性腺機能不全（高齢，女性），低体重，活動性低下，カルシウム吸収不良，腎不全などが挙げられる．ス

テロイド投与は5mg/日程度の少量の内服であっても，とくに3ヵ月以上継続する場合には早期のスクリーニングと予防が必要になる．ビスホスホネートの投与による予防とともに，顎骨壊死のリスクについても情報提供を行い，留意する必要がある．

　虚血性骨壊死の発症頻度は移植後5年時点で3〜10%程度と報告され，発症時期中央値は移植後2年，早ければ移植後6ヵ月でも発症するとされている．リスク因子としてはステロイド，カルシニューリン阻害薬，高齢，女性，全身放射線照射（移植前処置）などが挙げられる．高齢女性だけでなく，若年男性の発症もある．好発部位は大腿骨頭であるが，膝や肩関節にも生じる．強い疼痛を生じ，QOLを著しく低下させる．

　ステロイド性ミオパチーはGVHDに対する長期ステロイド治療がリスク因子となる．筋炎，多発筋炎は慢性GVHDの特有徴候の1つである．筋膜炎，強皮症様硬化性病変は慢性GVHDの診断徴候の1つである．緩徐に進行するため早期に気づかれることが少ないが，慢性GVHDが存在する症例では，座位から立位への動作の観察や関節可動域の評価が有用である[16]．

3. フォローアップ外来におけるスクリーニングと予防

◆骨粗鬆症

　移植後1年目には少なくとも骨密度の測定を行う．

　ステロイド投与などのハイリスク例では，より早期，頻回の骨密度評価を行う．

　加重運動などの生活指導とともに，ビタミンDやカルシウムの補充，性腺ホルモン補充による予防を行う．

　ステロイド使用例ではビスホスホネート投与による予防を行う．

◆虚血性骨壊死

　予防は難しい．ハイリスク症例が症状を訴えた場合には，早期の精査を進める．

◆筋・結合組織合併症

　外来では座位から立位への動作の観察を行う．

　年齢に応じた適度な運動の指導を行う．

　ステロイド投与例や慢性GVHD投与例に対しては，年1回程度の徒手筋力テストなどによる筋力の評価を行う．

　慢性GVHD患者では硬化性変化の有無を確認するため，定期的に関節可動域の評価を行う．

L. 内分泌・代謝

1. 起こりうる主な病態・症状

　移植後はさまざまな内分泌・代謝障害の発症率が上昇することが報告されてお

り，甲状腺機能異常，脂質代謝異常，糖尿病，高血圧，副腎不全などが主な病態である．

2. リスク因子と発症頻度

甲状腺機能異常の発症頻度は7〜19％と報告され，甲状腺機能低下が多いが，潜在性の甲状腺機能低下症（TSH高値，FT4正常），甲状腺機能亢進症，自己免疫性甲状腺疾患をきたすこともある．甲状腺機能低下症診断までの中央値は移植後4年と報告される．リスク因子としては全身放射線照射，骨髄破壊的前処置，年齢（10歳以下），造血器腫瘍，甲状腺への鉄沈着などがある．

脂質代謝異常の発症頻度は9〜61％と報告によって頻度が異なるものの，ステロイドやカルシニューリン阻害薬がリスク因子となり，外来で経験することも多い．

糖尿病・耐糖能異常の発症頻度は3〜41％とされ，とくに移植後1〜2年の期間に多い．リスク因子としてはステロイドやタクロリムス，放射線照射，鉄過剰症が挙げられる．

移植後の高血圧有病率は21〜56％と報告されている．移植後1年目までに多く，70％前後と高率であるが，2年目以降には30％と減少する．ステロイドやカルシニューリン阻害薬の使用がリスク因子として報告されている．

移植後の副腎不全は原発性のものは少ないが，GVHDに対する長期間のステロイド治療がきたす下垂体-副腎系を抑制による二次性の副腎不全が起こる可能性がある．

3. フォローアップ外来におけるスクリーニングと予防

甲状腺機能は移植後1年目以降，年1回の評価を行う．

脂質代謝異常のモニタリングは最低限3〜6ヵ月ごとに行う．総コレステロール，LDL，HDL，中性脂肪値の評価が必要である．

糖尿病のモニタリングは最低限3〜6ヵ月ごとの空腹時血糖値やHbA1cの評価を行う．

血圧測定は外来受診のたびに行う．

内分泌代謝異常は移植後であれば高率に起こること，それらがさらに心血管系の合併症につながること，長期の生命予後にも影響しうることを認識し，定期的なスクリーニングとともに，患者が"なぜ健康的な生活が重要か"という生活習慣の改善を行うことのメリットについて理解できるよう，生活指導と情報提供を行う．

❝ M. 性腺，不妊 ❞

1. 起こりうる主な病態・症状

移植後に起こりうる晩期合併症としては，腟粘膜の表皮剥離，潰瘍，裂，腟口の

狭窄などを呈する性器障害，性腺機能低下症，妊孕性・妊娠・出産の問題がある．

2. リスク因子と発症頻度

重度の性器のGVHDは，他臓器のGVHDの有無にかかわらず，女性患者の12%程度に発現するとされている．

性腺機能不全を認める率は高く，男性では92%，女性では99%と報告される．性腺機能不全の程度は年齢，性別，移植前の治療，および前処置レジメンによって異なる．より若年であれば，移植後の性腺機能の回復の可能性が高年齢の場合と比較して望めるということになる．ブスルファンを含む前処置では，強度減弱型前処置であっても高率に性腺機能不全をきたす．40歳以上の女性では，6Gy程度以上の放射線照射により性腺機能が障害される．男性では，化学療法や高用量の放射線照射により生殖細胞損傷による不妊が起こる．

移植後は男性も女性も治療に伴う不妊のリスクが高い．移植前からの産婦人科を含めたサポートが必要となる．移植後の妊娠については免疫抑制薬などの治療状況や合併症の程度などによってタイミングを検討する必要がある．女性患者が妊娠した場合には，先天異常の発生率や流産率は移植を受けていない集団と大きく変わらないことが知られているが，放射線照射やGVHDの影響などにより低体重児の発生率が高い．

3. フォローアップ外来におけるスクリーニングと予防

性器GVHD，性器障害については患者から訴えない場合もあるため，問診票なども活用し，症状の有無の確認を行う．女性患者については，移植後全例について子宮がん検診やホルモン補充のコンサルテーションを兼ねた婦人科受診の時期を決定するなどして，スクリーニングの機会をつくることも有用である．

性腺機能評価は移植後1年目などのタイミングや有症状時に行い，成人女性では婦人科コンサルテーションのうえ，ホルモン補充療法を検討する．性腺機能障害は性交痛などの性機能障害のほか，骨粗鬆症の原因となる．

男性患者の場合には，有症状時や骨量低下例について，テストステロン値の測定，専門医へのコンサルテーションを検討する．

挙児希望のある場合には，早期に専門医へコンサルテーションする．

❝N. 二次がん❞

1. 起こりうる主な病態・症状

移植後の二次がんは，「A．移植後晩期の予後と晩期死因」でも紹介したとおり，晩期の死因として上位に挙げられる重要な合併症である[4, 8]．二次性悪性腫瘍としては移植後1年以内に発症のピークがある移植後リンパ増殖性疾患（post transplant lymphoproliferative disorder：PTLD），移植後2〜3年に発症のピークがある骨髄異形成症候群や白血病，そして移植後数年から5年目以降も発症リスクが上がり続ける固形腫瘍の大きく3つに分類される．

2. リスク因子と発症頻度

　　固形腫瘍全体の発症リスクは，移植を受けていない一般集団と比較して全体で1.8倍であることが全国多施設の解析で示されている[12]．発症部位としては「B．皮膚」「D．口腔」「F．消化管」で紹介したとおり，口腔/咽頭がん，食道がん，大腸がん，皮膚がんの発症リスクがそれぞれ一般集団と比較して有意に高い[12]．とくに口腔がん，食道がんはわが国の多施設・単施設の解析より，発症リスクがそれぞれ15〜16倍，8.5〜23倍であることが報告されており[12, 14]，外来で経験することも少なくない．

　　二次がん発症のリスク因子としては，慢性GVHDと高年齢であることが報告されている．単施設の1,000例の解析からは，とくに口と腸管の慢性GVHDの既往がある場合には有意に二次がん発症リスクが上昇することが示されている．海外の報告では全身放射線照射や胸部照射が二次がん，とくに乳がんのリスクを上昇させることが報告されているが，わが国の解析では同様の結果は示されなかった．慢性GVHDのほかに，日光曝露や喫煙などの一般的ながん発症リスク因子も同様に移植後のリスク因子となりうる．

3. フォローアップ外来におけるスクリーニングと予防

　　移植後には，ほかの固形腫瘍の発症リスクが一般集団と比較しても高まること，そのリスクが移植後5年目以降も高い状態が続くことについて情報提供を定期的に行い，がん検診や，最低限，国や地域で定められた無料のがん検診を受けることを指導する．

　　喫煙，間接喫煙，日光曝露などの一般的なリスクを避けるように指導する．SPF20以上の日焼け止めクリームの使用，もしくは肌を衣類で覆うことは，皮膚がんの予防と同時に慢性GVHD活性化の予防としても重要である．

　　皮膚，口腔，睾丸，乳房などの部位については自己チェックが可能であるため，指導を行う．口腔がん，食道がん，皮膚がん，大腸がんは有意に発症リスクが高いがん腫であり，慢性GVHD症例などのハイリスク例については，歯科受診や上部消化管内視鏡を含めた評価を積極的にすすめる．

　　乳がんについては，放射線照射を受けた女性の場合には，自己チェックのほか，40歳からはマンモグラフィー，若年の場合にもエコーなどによる検診をすすめる．

文　献

1) Gooley TA et al : Reduced mortality after allogeneic hematopoietic-cell transplantation. N Engl J Med **363** : 2091-2101, 2010. e-pub ahead of print 2010/11/26 ; doi : 10.1056/NEJMoa1004383 ［doi］

2) Kurosawa S et al : Changes in incidence and causes of non-relapse mortality after allogeneic hematopoietic cell transplantation in patients with acute leukemia/myelodysplastic syndrome : an analysis of the Japan Transplant Outcome Registry. Bone Marrow Transplant 2012. e-pub ahead of print 2012/09/12 ; doi : 10.1038/bmt.2012.172

3) Socie G et al : Long-term survival and late deaths after allogeneic bone marrow transplantation. Late Effects Working Committee of the International Bone Marrow Transplant Registry. N Engl J Med **341** : 14-21, 1999. e-pub ahead of print 1999/07/01 ; doi : 10.1056/NEJM199907013410103 ［doi］

4) Martin PJ et al : Life expectancy in patients surviving more than 5 years after hematopoietic cell transplantation. Journal of Clinical Oncology : The Official Journal of the American Society of Clinical Oncology **28** : 1011-1016, 2010. e-pub ahead of print 2010/01/13 ; doi : 10.1200/jco.2009.25.6693

5) Wingard JR et al : Long-term survival and late deaths after allogeneic hematopoietic cell transplantation. J Clin Oncol **29** : 2230-2239, 2011. e-pub ahead of print 2011/04/06 ; doi : JCO.2010.33.7212 ［pii］ 10.1200/JCO.2010.33.7212 ［doi］

6) Bhatia S et al : Late mortality after allogeneic hematopoietic cell transplantation and functional status of long-term survivors : report from the Bone Marrow Transplant Survivor Study. Blood **110** : 3784-3792, 2007. e-pub ahead of print 2007/08/03 ; doi : blood-2007-03-082933 ［pii］ 10.1182/blood-2007-03-082933 ［doi］

7) Sun CL et al : Prevalence and predictors of chronic health conditions after hematopoietic cell transplantation : a report from the Bone Marrow Transplant Survivor Study. Blood **116** : 3129-3139 ; quiz 3377, 2010. e-pub ahead of print 2010/07/27 ; doi : 10.1182/blood-2009-06-229369

8) Atsuta Y et al : Late Mortality and Causes of Death among Long-Term Survivors after Allogeneic Stem Cell Transplantation. Biology of Blood and Marrow Transplantation : The Official Journal of the American Society for Blood and Marrow Transplantation **22** : 1702-1709, 2016. e-pub ahead of print 2016/06/02 ; doi : 10.1016/j.bbmt.2016.05.019

9) Khera N et al : Nonmalignant late effects and compromised functional status in survivors of hematopoietic cell transplantation. Journal of Clinical Oncology : The Official Journal of the American Society of Clinical Oncology **30** : 71-77, 2012. e-pub ahead of print 2011/12/08 ; doi : 10.1200/jco.2011.38.4594

10) Kurosawa S, Fukuda T : Management of late complications after allogeneic hematopoietic stem cell transplantation. ［Rinsho ketsueki］ The Japanese Journal of Clinical Hematology **54** : 167-176, 2013. e-pub ahead of print 2013/03/09

11) 日本造血細胞移植学会ガイドライン委員会（編）：造血細胞移植学会ガイドライン，第4巻，医薬ジャーナル社，2017

12) Atsuta Y et al : Continuing increased risk of oral/esophageal cancer after allogeneic hematopoietic stem cell transplantation in adults in association with chronic graft-versus-host disease. Annals of Oncology : The Official Journal of the European Society for Medical Oncology **25** : 435-441, 2014. e-pub ahead of print 2014/01/09 ; doi : 10.1093/annonc/mdt558

13) Kurosawa S et al : Quality of Life after Allogeneic Hematopoietic Cell Transplantation According

to Affected Organ and Severity of Chronic Graft-Versus-Host Disease. Biology of blood and marrow transplantation : The Official Journal of the American Society for Blood and Marrow Transplantation 2017. e-pub ahead of print 2017/07/04 ; doi : 10.1016/j.bbmt.2017.06.011

14) Tanaka Y et al : Increased incidence of oral and gastrointestinal secondary cancer after allogeneic hematopoietic stem cell transplantation. Bone Marrow Transplant **52** : 789-791, 2017. e-pub ahead of print 2017/02/15 ; doi : 10.1038/bmt.2017.4

15) Nakasone H et al : Pre-transplant risk factors for cryptogenic organizing pneumonia/bronchiolitis obliterans organizing pneumonia after hematopoietic cell transplantation. Bone Marrow Transplant **48** : 1317-1323, 2013. e-pub ahead of print 2013/08/13 ; doi : 10.1038/bmt.2013.116

16) Filipovich AH et al : National Institutes of Health consensus development project on criteria for clinical trials in chronic graft-versus-host disease : I. Diagnosis and staging working group report. Biology of blood and marrow transplantation : The Official Journal of the American Society for Blood and Marrow Transplantation **11** : 945-956, 2005. e-pub ahead of print 2005/12/13 ; doi : 10.1016/j.bbmt.2005.09.004

3　慢性GVHDの診断とマネジメント

　慢性移植片対宿主病（chronic graft-versus-host disease：慢性GVHD）は同種造血細胞移植後の免疫反応によって起こる晩期合併症の1つである．さまざまな臓器に多彩な症状を呈し，全身性強皮症，シェーグレン症候群などの自己免疫疾患に類似した症状を呈することもある[1]．慢性GVHDの発症には炎症，免疫の調節不全，線維化の3つのプロセスが関与している[2]．慢性GVHDは，その免疫反応に付随する抗腫瘍効果（graft versus-tumor effect：GVT効果）によって移植後の再発リスクが低下するメリットがある一方で，移植後晩期の非再発死亡と生活の質（QOL）の低下の主要な要因となっている[3-5]．**図1**には，慢性GVHDが同種造血細胞移植後のQOLに及ぼす影響を示した．移植後，慢性GVHDを発症しなかった症例，慢性GVHDを発症したが治療によって消失した症例では，活動性の慢性GVHDが持続している症例と比較して，不安を除くQOLの要素が有意に低い[4]．また，慢性GVHDの重症度が高まるにつれ，SF-36およびFACT-BMTで評価したQOLは有意に低下すると報告されている[5]．

　このように慢性GVHDを正しく診断・評価し，そのメリットとデメリットを考慮したうえで適切な治療を継続することは，QOLを維持しながら原疾患の治癒をもたらすために重要である．本項では，移植後フォローアップ外来看護で役立つように，慢性GVHDの診断とマネジメントについて概説する．

❝ A.　慢性GVHDの臨床像と発症リスク因子 ❞

　慢性GVHDの発症時期の中央値は，移植後5.8ヵ月である[6]．移植後1年以降あるいは移植後早期（3ヵ月以内）に発症する例もあるがまれである．したがって，慢性GVHDは外来通院中の患者に発症することが多い．慢性GVHDではさまざまな臓器が傷害されるが，全身治療を要する慢性GVHDで比較的高頻度に傷害されるのが皮膚，口腔，眼，肝臓である（**図2**）[6]欧米人と比較すると，日本人患者においては眼と肝臓が傷害される頻度が多く，消化管が傷害される頻度は少ない印象である．半数以上の患者で4臓器以上の傷害が認められる．

　慢性GVHD発症のリスク因子としてHLA不一致移植，非血縁ドナーからの移植（臍帯血除く），末梢血細胞移植，女性ドナーから男性患者への移植，患者年齢が高い，ドナー年齢が高い，急性GVHDの既往歴などが挙げられる．一方で，抗胸腺グロブリンや移植後大量エンドキサンによるGVHD予防，臍帯血を用いた移植などは，慢性GVHDの発症頻度を低下させる因子である（**表1**）．

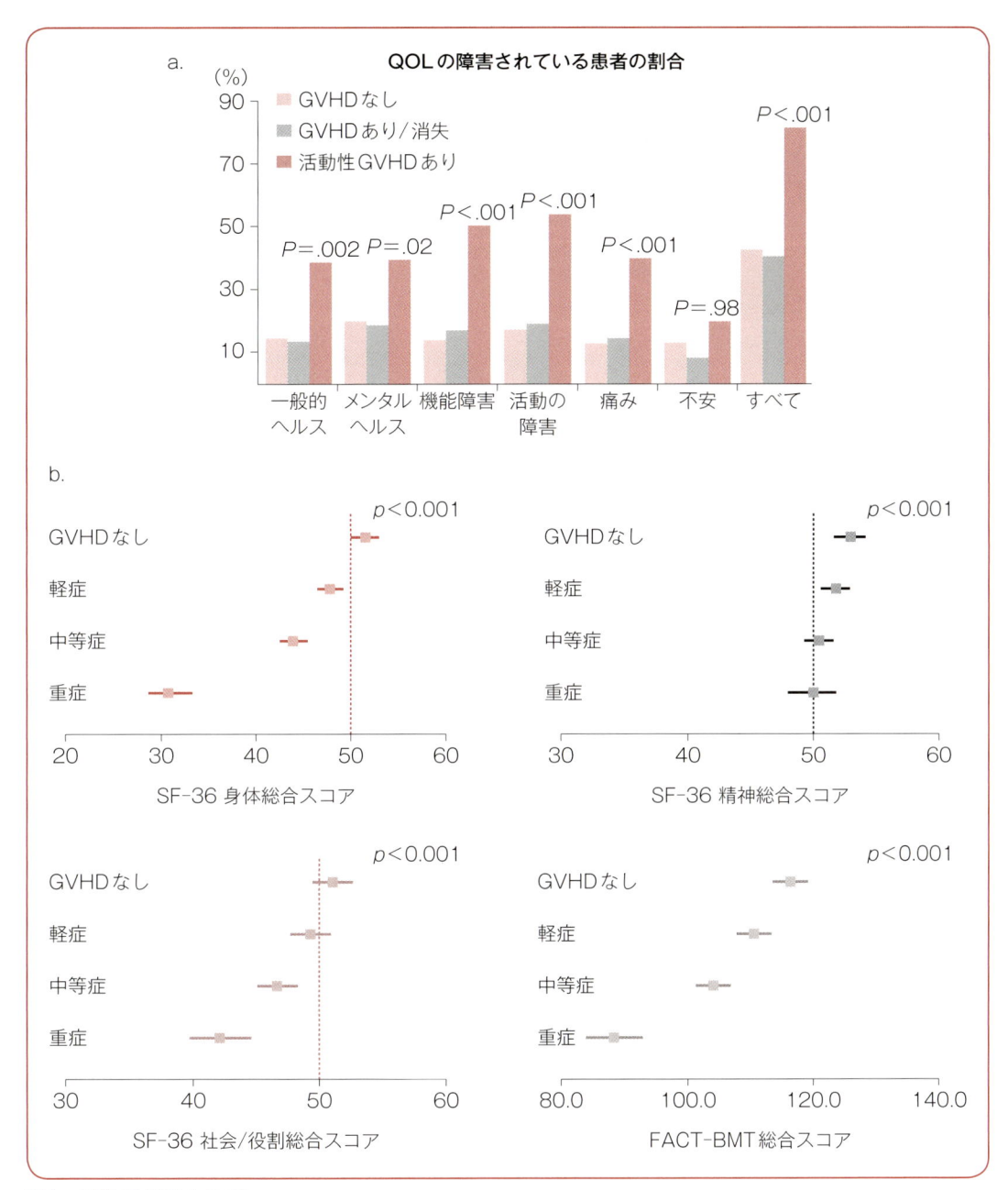

図1 慢性 GVHD と QOL

B. 急性 GVHD と慢性 GVHD の区別

　現在，急性GVHDと慢性GVHDの区別は国際基準であるNIH基準に基づいて行うのが一般的である．NIH基準は2014年に改訂され，より分かりやすい基準になったため，本項では2014年版NIH基準に基づいて概説する．

　以前は急性GVHDと慢性GVHDは移植後100日を境界線として分類してきたが，

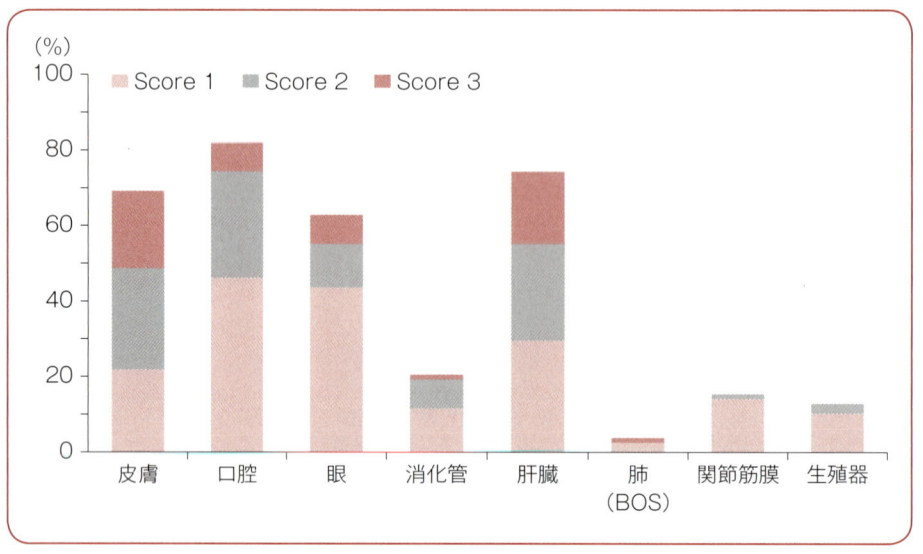

図2　慢性GVHDに対する初回全身治療開始時の臓器スコア

表1　慢性GVHDの発症リスク因子

発症を増やす因子	発症を減らす因子
・HLA不一致移植 ・非血縁ドナー（臍帯血除く） ・末梢血細胞移植 ・女性ドナーから男性患者への移植 ・患者年齢（高いほど多い） ・ドナー年齢（高いほど多い） ・急性GVHDの既往	・T細胞除去（ATG, Campathなどの*in vivo*法またはCD34純化などの*in vitro*法） ・臍帯血移植 ・移植後大量エンドキサンによるGVHD予防

NIH基準では，発症時期ではなく臨床症状によって急性GVHDと慢性GVHDが区別される（**図3**）[1]．急性GVHD症状のみが移植後100日以内に出現した場合を古典的急性GVHDと称し，100日を超えて出現した場合は晩発性急性GVHDと称する．晩発性急性GVHDは，発症様式によってさらに単発型，再燃型，持続型の3つに分類される．

　慢性GVHDは移植後の時期によらず，慢性GVHDに特徴的な症状が出現した場合に診断する．慢性GVHDは，急性GVHD症状を併せ持つかどうかで古典的慢性GVHD（慢性GVHD症状のみ）と重複症候群（急性GVHD症状を混ずる）に分類される．

❝ C. 慢性GVHDの診断 ❞

　NIH基準において慢性GVHDの臨床徴候は以下の4種類に分類される．

　①診断徴候：慢性GVHDに特徴的で他の検査所見や臓器病変がなくても慢性GVHDと診断できる徴候．

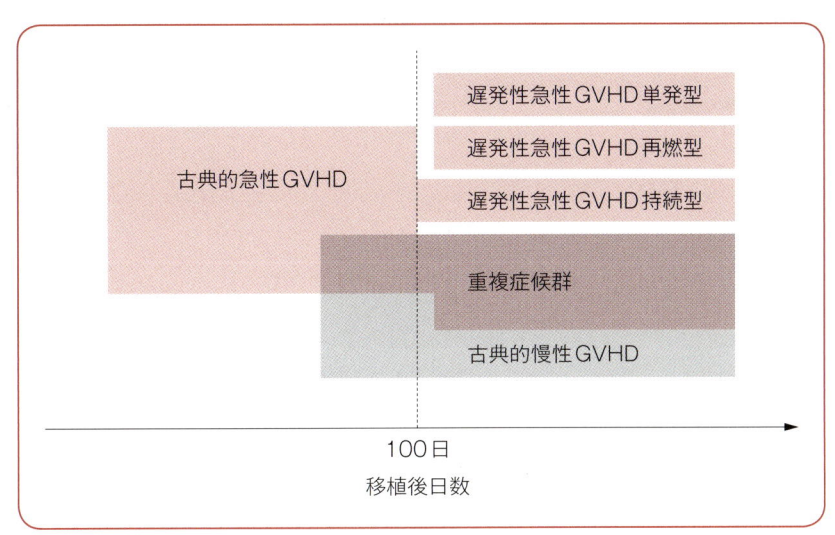

図3　NIH基準による急性GVHDと慢性GVHDの定義

②特有徴候：慢性GVHDに比較的特徴的であるが，単独では診断に不十分で他の検査所見や臓器病変の存在を必要とする徴候.

③他徴候：慢性GVHDの診断がついていれば慢性GVHDである可能性がある徴候.

④共通徴候：急性GVHDと慢性GVHDのいずれでもみられる徴候.

部位ごとの各徴候の詳細は**表2**に示す.

　少なくとも1つの診断徴候が存在する場合に慢性GVHDと診断可能である．特有徴候しか存在しない場合には病理組織診断などの裏づけがあれば慢性GVHDの診断が可能である．他徴候や共通徴候しか存在しない場合は慢性GVHDと診断することはできない．いかなる場合も薬剤の副作用，感染症（細菌感染，カンジダ症，アスペルギルス症，ヘルペス感染症，ウイルス性肝炎など），原疾患の再発，二次がん，あるいは他の原因を除外することが重要である．鑑別に生検が有用なこともある.

1. 皮膚および皮膚付属組織（爪と毛髪）

　皮膚の診断徴候は多形皮膚萎縮（色素沈着を伴う萎縮性皮膚変化），扁平苔癬，硬化性皮膚病変，斑状強皮症（モルフィア：限局性の皮膚表層硬化），苔癬硬化である（**図4**）．扁平苔癬は慢性GVHDに特徴的で頻度の多い皮疹であり，急性GVHDに特徴的な紅斑や斑状丘疹と異なり，扁平な皮疹の表面が乾燥して光沢をもつのが特徴的である（**図4**）．皮疹と異なり皮膚硬化病変は自覚されにくいので，視診だけでなく触診や関節可動域を確認することで早期に診断することが大切である．皮膚硬化が進行すると開口障害や難治性の潰瘍を呈することがある．紅斑や斑状丘疹は共通徴候で，急性GVHDに特徴的なものであり，色素の異常も他徴候であるため，これらの所見のみの場合には慢性GVHDと診断することはできない.

表2　慢性GVHDの臨床徴候（2014年版NIH基準）

部　位	診断徴候	特有徴候	他徴候	共通徴候
皮　膚	多形皮膚萎縮 扁平苔癬 硬化性皮膚病変 斑状強皮症（モルフィア：限局性の皮膚表層硬化） 苔癬硬化	色素脱失 丘疹鱗屑性病変	発汗異常 魚鱗癬 毛嚢角化症 色素沈着 色素減少	紅斑 斑状丘疹 播痒症
爪		萎縮 縦割れ，分裂，脆性変形 爪甲離床症 翼状片 爪の欠損		
毛髪と体毛		新たに起きた脱毛（化学療法に関係しない） 体毛の消失 鱗屑	頭髪減少（内分泌など他の原因がない場合） 白髪	
口　腔	扁平苔癬	口腔乾燥症 粘液嚢胞 粘膜萎縮 偽膜形成 潰瘍		歯肉炎 粘膜炎 発赤 疼痛
眼		新たに起きた眼の乾燥，ざらつき，痛み 乾性角結膜炎 融合性の点状角膜障害	眩光症 眼窩周囲の色素沈着 眼瞼炎	
消化管	食道ウェブ（食道壁から板状に突起する偏側性狭窄） 食道狭窄		膵外分泌能の低下	食欲不振 嘔気 嘔吐 下痢 体重減少
肝　臓				肝機能障害（総ビリルビン，ALP，ALT）
肺	生検で確定した閉塞性細気管支炎 閉塞性細気管支炎症候群*	CTで空気捉え込み現象，気管支拡張	器質化肺炎 拘束性肺疾患(研究課題)	
筋・関節	筋膜炎 関節拘縮	筋炎または多発筋炎	関節浮腫 筋けいれん 関節痛，関節炎	
生殖器 　　　女性 　　　男性	扁平苔癬 苔癬硬化 腟瘢痕，陰核/陰唇の癒着 包茎，尿道の瘢痕化または狭窄	びらん 亀裂 潰瘍		
血液・免疫			血小板減少 好酸球増多 リンパ球減少 血清γグロブリンの減少または増加 自己抗体の出現 （AIHA，ITP） レイノー現象	
その他			心嚢水，胸水 腹水 末梢神経障害 ネフローゼ症候群 重症筋無力症 心伝道障害，心筋障害	

診断徴候：その所見だけで慢性GVHDと診断できる徴候
特有徴候：単独では診断に不十分で，他の検査所見や臓器病変の存在があれば慢性GVHDと診断できる徴候
他徴候：慢性GVHDの診断がついていれば，慢性GVHDである可能性がある徴候
共通徴候：急性GVHDと慢性GVHDのいずれでも見られる徴候
*肺生検なしで閉塞性細気管支炎症候群と臨床診断する基準は本文参照
(Jagasia MH et al : National Institutes of Health Consensus Development Project on Criteria for Clinical Trials in Chronic Graft-versus-Host Disease : I. The 2014 Diagnosis and Staging Working Group Report. Biol Blood Marrow Transplant **21** : 389-401, 2015 より作成)

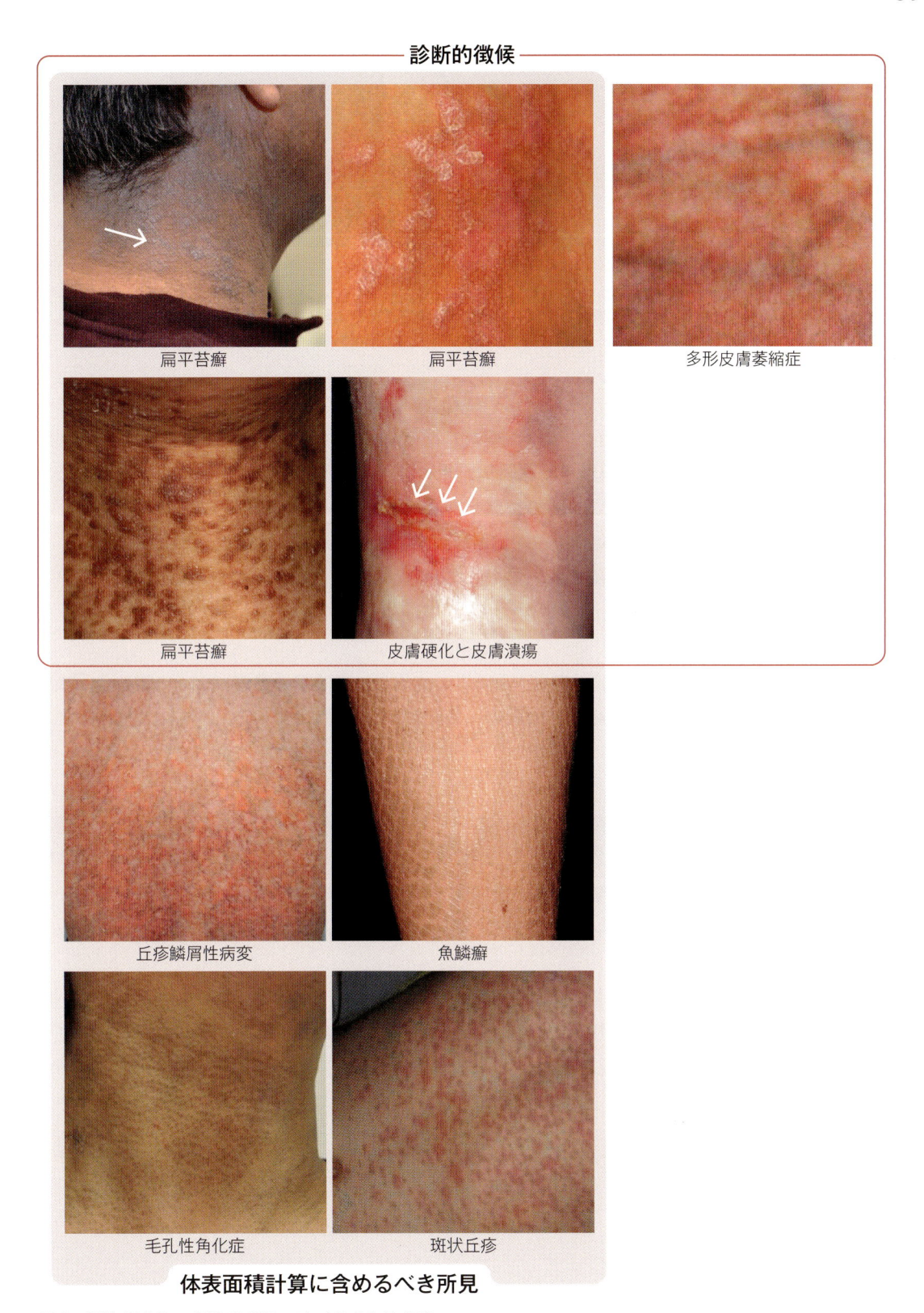

診断的徴候

扁平苔癬　　扁平苔癬　　多形皮膚萎縮症

扁平苔癬　　皮膚硬化と皮膚潰瘍

丘疹鱗屑性病変　　魚鱗癬

毛孔性角化症　　斑状丘疹

体表面積計算に含めるべき所見

図4　慢性GVHD，急性GVHDでよくみられる皮疹

（写真は関東造血幹細胞移植共同研究グループより提供）

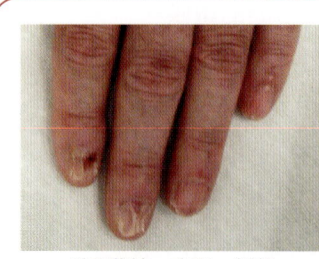 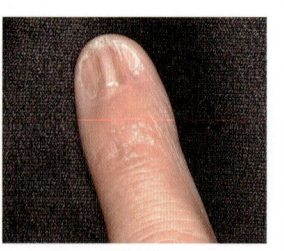

爪の萎縮，変形，剥離　　　　翼状片

図5　慢性GVHDに伴う爪の変化（特有徴候）

　慢性GVHDでは，爪の変化を認めることがよくある．爪の病変は，割れやすい，萎縮などの症状ではじまり，やがて縦方向に畝（うね）（ridge）ができるようになり（翼状片），爪融解に発展する（**図5**）．爪の萎縮，変形，剥離，翼状片といった変化は特有徴候なので，これらの徴候しか認めないケースでは慢性GVHDと診断できない．毛髪の変化は化学療法や他の原因によるものを鑑別することが基本である．毛髪の変化も特有徴候であり，単独では慢性GVHDとは診断できない．

2. 口　腔

　口腔粘膜と唾液腺が傷害される．自覚的には唾液腺の傷害による口腔乾燥，味覚異常，味の濃い食事・歯磨き粉・香辛料がしみるなどの症状から始まることが多い．重症の場合には経口摂取が不可能になることがある．二次的に虫歯，歯肉炎，歯周炎などの原因となることがある．

　他覚的には，病変は口腔粘膜の白い網目状の変化としてはじまり，扁平苔癬様変化が完成する．進行すると発赤，びらん，潰瘍形成もみられる（**図6**）．口腔粘膜病変は頬側粘膜後部からはじまり前方に進行し，口唇粘膜，舌，口蓋粘膜の順に進展することが多い．硬口蓋などに粘液嚢胞という水疱様の隆起を認めることもある（**図6**）．

　口腔は扁平苔癬様変化のみが診断的徴候である．口腔乾燥症はよくみられるが特有徴候である．診察の際にはLEDライトなどの明るい光源を用いて口内を観察することが大切である．粘液嚢胞は特有徴候であり，よくみられるが症状は少ないため，あまり留意する必要はない．発赤や潰瘍は疼痛を起こすため留意が必要であり，口腔カンジダ症などの感染症との鑑別が必須である．口内病変の治癒が遷延する場合や，移植後5年以降に生じた口腔病変の場合には二次がんの鑑別を行うことも重要である．

3. 眼

　涙の分泌低下に起因する乾燥性角結膜炎が主病変であり，進行すると角膜潰瘍などを起こす．放置すると失明することもあるので早期発見は大切である．自覚的に

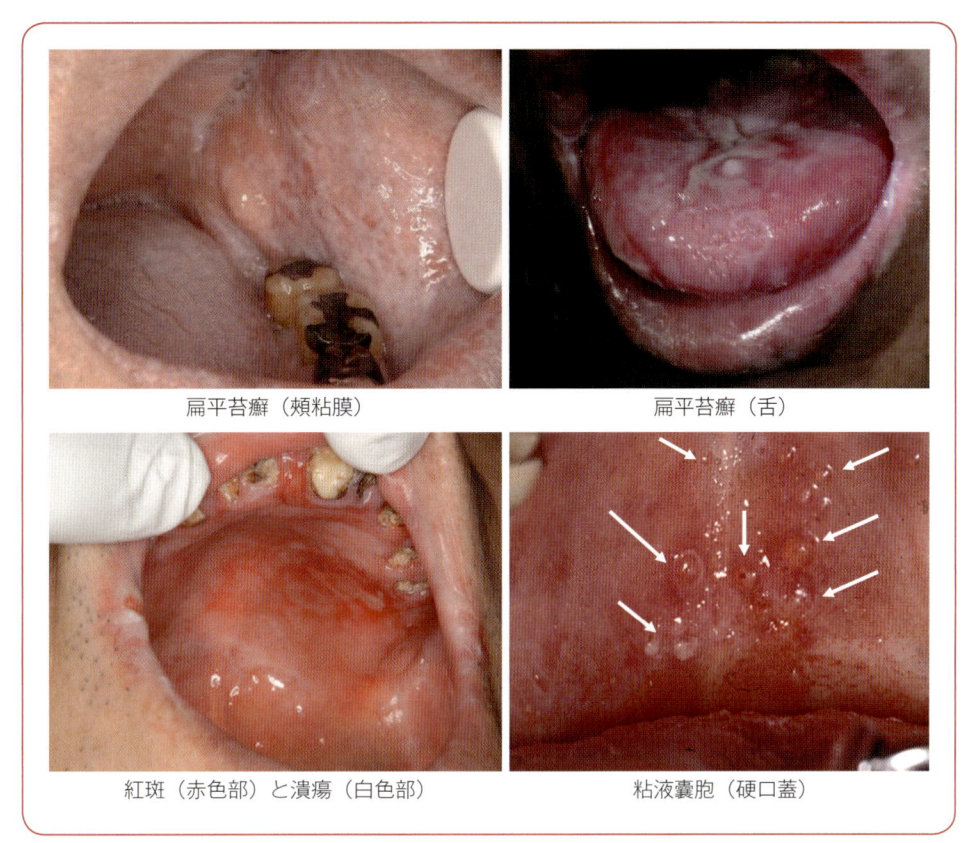

扁平苔癬（頬粘膜） 扁平苔癬（舌）

紅斑（赤色部）と潰瘍（白色部） 粘液嚢胞（硬口蓋）

図6　慢性GVHDでよくみられる口腔所見
（写真は関東造血幹細胞移植共同研究グループ，および国立がん研究センター中央病院歯科より提供）

は眼のゴロゴロ感，瘙痒感，羞明感を訴えることが多い．重症例で偽膜を認めることがある．シルマー試験によって涙腺分泌機能低下を認める．角膜表面の観察には，細隙灯顕微鏡による観察に加えてローズベンガルや蛍光色素（フルオレセイン）などを用いた染色が有用で，角膜の欠損，変性，壊死が確認できるため，眼科医による診察が必要である（**図7**）．

　眼病変については診断的徴候がないため，他臓器に慢性GVHDの診断的徴候がある場合に限って診断可能となる．しかし，新たな眼乾燥が出現して5分シルマー試験が5mm以下の場合や，細隙灯顕微鏡検査で新たな角結膜炎を認めた場合で5分シルマー試験が10mm以下の場合には，他臓器に慢性GVHDの特有徴候があれば慢性GVHDと診断可能である．眼のゴロゴロ感や疼痛の出現，乾性角結膜炎などは特有徴候であり，羞明や眼瞼浮腫・紅斑は他徴候である．

4. 消化管

　診断的徴候は食道のウェブ（食道壁から板状に突起する偏側性狭窄），食道狭窄，食道の狭窄輪のみであり，内視鏡もしくはバリウム検査によって診断できる．慢性GVHDによって膵外分泌能の低下が起こることがあるが，これは他徴候とみなさ

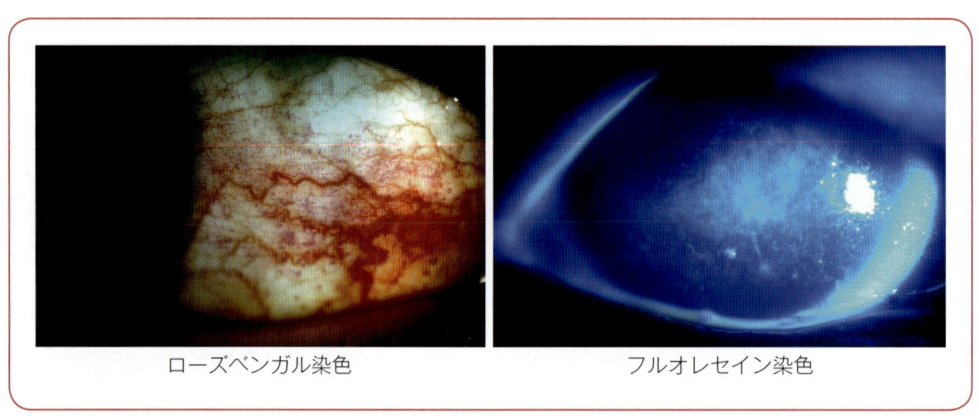

| ローズベンガル染色 | フルオレセイン染色 |

図7　慢性GVHDでよくみられる眼所見

れる．食欲不振，吐き気，下痢，体重減少は急性GVHDでも慢性GVHDでもみられる症状であり，またGVHD以外の要因（例えばCMVなどの感染症，マグネシウム製剤やほかの薬剤，吸収不良，代謝亢進など）でも起こるため鑑別が必要である．

5. 肝　臓

　自覚症状はほとんどの場合認めない．胆汁うっ滞を反映して総ビリルビンやアルカリフォスファターゼの上昇や，急性肝炎のようにAST，ALTの上昇がみられるが，これらはいずれも急性GVHDに特徴的な所見とされ，ほかの臓器で慢性GVHDの診断がなされている場合にのみ，肝臓の慢性GVHD（重複症候群）と診断できる．鉄過剰症，ウイルス性肝炎（肝炎ウイルス，CMVなど），薬剤性肝障害との鑑別は必須である．

6. 肺

　NIH基準では肺の慢性GVHDは閉塞性細気管支炎（bronchiolitis obliterans：BO）のみである．以前は確定診断に肺生検が必須とされたが，縦隔気腫や気胸のリスクが高いため，近年はほとんど行われない．肺以外の部位で慢性GVHDの確定診断が得られている患者において，以下の3項目を満たせば閉塞性細気管支炎症候群（bronchiolitis obliterans syndrome：BOS）として診断可能である．

　①FEV_1/FVC比が0.7未満．
　②気管支拡張薬を使用せずに測定したFEV_1（1秒量）の％予測値（%FEV_1）が75％未満で2年以内に10％以上低下．
　③胸部X線撮影，CT，培養検査などにより感染症が否定できる．

　ほかの部位で慢性GVHDの診断が確定していない患者でも特有徴候が存在する場合には，上記の3項目に加え，以下のいずれかが存在すればBOSと診断することが可能である．

①高解像度の呼気/吸気CTにて空気捕らえ込み像（air trapping），小気道の肥厚，または気管支拡張を認める．
②呼吸機能検査で残気量が予測値の120%を超える，または残気量/総肺活量が90%信頼区間を超える．

移植後晩期の肺合併症として特発性器質化肺炎（cryptogenic organizing pneumonia：COP）と拘束性肺障害もあり，同種免疫反応が原因になっていることが想定されるが，NIH基準では慢性GVHDに分類せず，将来の研究課題というカテゴリーになっている．

BOは単独で発症することもあるが，多くの場合はその他の臓器に慢性GVHD病変を認めることが多い．症状は持続する咳，喘鳴，体動時の息切れ，あるいは呼吸困難感であることが多いが，感染を合併しなければ発熱や採血異常を認めることはない．BOが進行すると予後は不良で，在宅酸素療法が必要となり，呼吸不全にいたる．早期診断が重要であり，早期に治療を開始すれば進行が阻止できることも多い．すべての患者において移植後3ヵ月前後で肺機能検査を行うことが推奨され，活動性の慢性GVHDを有する患者では，その後も3ヵ月ごとに肺機能を確認することが望ましい．

NIH基準では慢性GVHDに含めないが，COPは比較的頻度の高い晩期肺合併症であり，同種免疫反応を起こすT細胞が原因と考えられている．自覚症状はBOと類似するが，BOと異なり発熱や，採血にてCRPやLDHの上昇を認めることが多い．肺機能検査は拘束性変化を認めることが多く，診断にもっとも有用なのは高分解能CTで，胸膜直下を除く形で肺区域非特異的に分布する間質性の斑紋状陰影を認める（**図8**）．確定診断には気管支鏡下肺生検が有用であり，間質性肺炎や感染性肺炎との鑑別が重要である．COPの予後は一般に良好で，第一選択はステロイド治療である．ステロイド減量中の再燃が多いため，再燃に注意しながら6ヵ月以上かけてゆっくり減量することが重要である．

7. 筋および関節

診断的徴候は筋膜の炎症であり，前腕や下肢に多く，皮膚や結合組織の硬化と共に発症することも多い．皮膚硬化が無く筋膜炎のみを起こすこともあり，関節近傍に発症すると関節拘縮の原因となる（**図9**）．筋膜炎は丁寧な筋膜や腱の触診と理学所見によって診断できる．関節拘縮や可動域制限を診察することが重要である．例えば，手関節の診察では背面屈曲制限や拝仏位困難の有無を確認する．また早期徴候として四肢に浮腫が出現する（筋膜に沿って紅斑が出現することもある）こともある．障害が晩期になると関節拘縮にいたる．写真関節スケール（photographic range of motion：P-ROM）を使った評価が便利であり，NIH臓器スコア用紙に記載欄がある（**図10**）．

筋炎はまれであるが，近位筋の筋力低下がみられる．特有徴候のため単独では慢

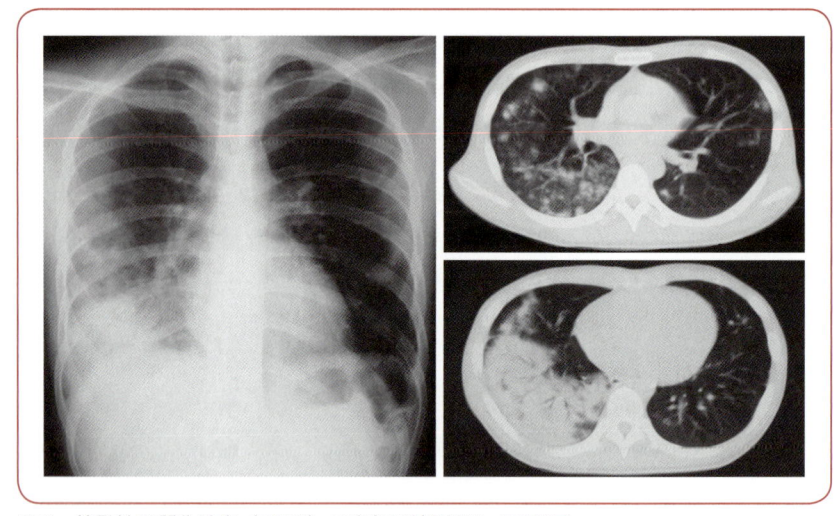

図8　特発性器質化肺炎（COP）の胸部X線所見とCT所見
胸部単純X線（左）では，下葉の肺炎様の浸潤影を認めるが，CT所見（右）では下葉以外の部位に区域非特異的な斑紋状陰影を両肺野に認める．

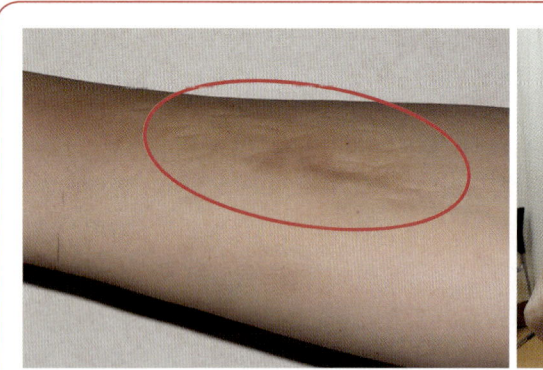
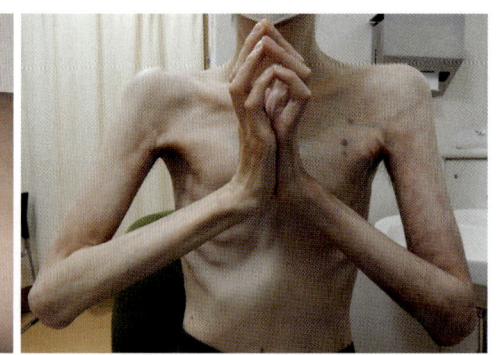

筋膜炎によるさざ波状変化（rippling）　　筋膜炎による関節可動域低下
（手首・手指のP-ROM 4点に相当）

図9　慢性GVHDでみられる筋膜炎（診断徴候）

　　性GVHDと診断できない．筋炎の確定診断には筋電図，筋酵素（CKやアルドラーゼ）測定が有用である．足がつる，筋肉がけいれんするといった訴えはよくみられるが，これは非特異的であり他徴候である．移植後の患者がまれに関節痛や関節炎をきたすことがあり，自己抗体が出現し関節リウマチやほかの膠原病に類似することもあるが，これらは他徴候に属する．

8. 生殖器

　　診断徴候は扁平苔癬と苔癬硬化である．男性では慢性GVHDによる包茎，尿道の瘢痕化または狭窄，女性では腟瘢痕，陰核/陰唇の癒着も診断徴候である．これらの所見を正確に診察するために皮膚科，泌尿器科，婦人科への受診が望ましい．

	スコア0	スコア1	スコア2	スコア3
PS ( ) KPS ECOG LPS	□ 無症状、完全に活動的（ECOG 0, KPS/LPS 100%)	□ 歩行は問題なく可能であるが、激しい身体活動のみ制限される（ECOG 1, KPS/LPS 80-90%)	□ 歩行可能で身の回りのことが自分ができ、日中の50%以上はベッドから離れて過ごす（ECOG 2, KPS/LPS 60-70%)	□ 身の回りのある程度のことはできるが、しばしば介助が必要であり、日中の50%以上は臥床して過ごす（ECOG 3-4, KPS/LPS <60%)
皮膚 合計体表面積( )%	□ 合計体表面積 0%	□ 合計体表面積 1〜18%	□ 合計体表面積 19〜50%	□ 合計体表面積 >50%

皮膚
合計体表面積( )%
当てはまるものを全て選択（BSAに含める所見）

□ 斑状丘疹/紅斑	□ 扁平苔癬様変化	□ 硬化性変化	□ 丘疹鱗屑性病変/魚鱗癬	□ 毛孔性角化症

皮膚硬化性所見	□ 硬化性病変なし		□ 表在性の硬化性変化（つまむことができる）	当てはまるものをすべて選択 □ 深層性の硬化性変化 □ つまむことができない □ 可動性の低下 □ 潰瘍形成

他の皮膚所見(BSAに含めない)
当てはまるものを全て選択

□ 皮膚色素の過剰	□ 皮膚色素の低下	□ 多形皮膚萎縮症	□ 重症または全身の掻痒
□ 毛髪の変化	□ 爪の変化		

□ 異常を認めるがGVHDではない （詳細を記載）:

口腔 扁平苔癬変化 □ あり □ なし	□ 症状なし	□ 軽度の症状とGVHD徴候を認めるが、大きな経口摂取の制限はない	□ 中等度の症状とGVHD徴候を認め、経口摂取が一部制限される	□ 重度の症状とGVHD徴候を認め、経口摂取が大きく制限される

□ 異常を認めるがGVHDではない （詳細を記載）:

眼 眼科医によって診断された乾燥性角結膜炎 □ あり □ なし	□ 症状なし	□ 軽度の眼乾燥症状があるがADLに影響なし（乾燥に対する点眼薬の使用頻度が1日3回以下)	□ 中等度の眼乾燥症状あり、一部ADLに影響を与える（乾燥に対する点眼薬の使用頻度が1日4回以上又は、涙点プラグを要する)、但し乾燥性角結膜炎による新たな視力障害は伴わない	□ 重度の眼乾燥症状がありADLに大きく影響を与える（疼痛緩和のため特殊な眼鏡具が必要）又は、眼症状により就労不可又は、乾燥性角結膜炎による視力喪失

□ 異常を認めるがGVHDではない （詳細を記載）:

消化管 当てはまるものを全て選択 □ 食道のウェブ/近位狭窄 □ 嚥下困難 □ 食欲不振 □ 嘔吐 □ 下痢 □ 体重減少*	□ 症状なし	□ 症状があるが、体重減少*は5%未満	□ 症状があり、軽度〜中等度(5-15%)の体重減少を伴う又は、日常生活の大きな支障にならない中等度の下痢	□ 症状があり、15%を超える体重減少を伴う又は、カロリー必要量の大半を栄養剤で補う必要がある伴う又は、食道拡張術施行又は、日常生活の大きな支障となる重症の下痢

□ 異常を認めるがGVHDではない （詳細を記載）:

肝臓	□ T-Bil正常 且つ, ALT<正常上限×3, 且つ, ALP<正常上限×3	□ T-Bil正常でALT正常上限×3-5 又は, ALP≧正常上限×3	□ T-Bil上昇しているが≦3 mg/dL 又は, ALT>正常上限×5	□ T-Bil >3 mg/dL

□ 異常を認めるがGVHDではない （詳細を記載）:

肺 症状スコア: 呼吸機能スコア: %FEV1 ( )% □ 肺機能検査施行せず	□ 症状なし □ %FEV1 ≧80%	□ 階段を1階分登った後の息切れ □ %FEV1 60-79%	□ 平地を歩いた後の息切れ □ %FEV1 40-59%	□ 安静時の息切れ又は、酸素吸入を要する □ %FEV1 ≦39%

□ 異常を認めるがGVHDではない （詳細を記載）:

関節・筋膜	□ 症状なし	□ 軽度の腕・下肢のこわばりがあり、関節可動域(ROM)は正常または軽度の低下を呈する、且つ、ADLには影響がない	□ 腕・下肢のこわばりまたは筋膜炎によると思われる関節拘縮、紅斑があり、ROMは中等度の低下を呈し、且つ、ADLに軽度〜中等度の制限がある	□ 拘縮とともに重度のROM低下を呈し、且つ、ADLに重度の制限がある（靴紐結び、ボタンがけ、着衣など不能)

□ 異常を認めるがGVHDではない （詳細を記載）:

生殖器 □ 婦人科診察施行せず	□ 徴候なし 現在の性活動 □ あり □ なし	□ 軽度の徴候	□ 中等度の徴候	□ 重度の徴候

□ 異常を認めるがGVHDではない （詳細を記載）:

慢性GVHDに関連するその他の指標、臨床所見、合併症(軽度－1、中等度－2、重度－3としてスコアを記載する)

□ 腹水（しょう膜炎）( )	□ 胸水 ( )	□ 心のう液貯留 ( )	□ ネフローゼ症候群 ( )	
□ 重症筋無力症 ( )	□ 末梢神経障害 ( )	□ 多発性筋炎 ( )	□ 好酸球増加>500/μl	□ 血小板<100,000/μl
□ 消化器症状のない体重減少* ( )		□ その他（ ）		

評価者によるGVHD重症度	□ GVHDなし	□ 軽症	□ 中等症	□ 重症

関節写真スケール (photographic range of motion; P-ROM)

*3か月以内の体重減少

図10 NIH臓器スコア
(国立がん研究センター中央病院：NIH臓器スコア〈https://www.ncc.go.jp/jp/ncch/clinic/stem_cell_transplantation/040/sheet_01.pdf〉（最終アクセス2019年8月）より引用)

9. その他

すべて他徴候に属するため，NIH基準では慢性GVHDに含めないが，血球減少，好酸球増多，自己免疫性溶血性貧血，自己免疫性血小板減少症，心嚢水，胸水，腹水，末梢神経障害，ネフローゼ症候群，重症筋無力症などが慢性GVHDとともに出現することがある．

D. 慢性GVHDの重症度の評価

慢性GVHDの診断がついた患者における重症度評価は，NIH基準によって臓器別に分かりやすいスコアが決められている（**図10**）．スコアは患者の症状，理学所見，検査所見，日常生活動作（activities of daily living：ADL）などに基づき簡便に記録できる．GVHD以外の原因による障害がある場合には，障害の原因を区別せずにスコアをつけるが，GVHD以外の原因が存在することを記録する．皮膚スコアはGVHD所見のある皮膚面積に基づいて決めるが，面積に含める皮膚所見は紅斑，斑状丘疹，扁平苔癬様変化，硬化性変化，丘疹鱗屑性病変/魚鱗癬，毛孔性角化症である（**図4参照**）．診断の時と異なり，多形皮膚萎縮の部分は活動性を反映しないため面積には含めず，共通徴候である紅斑と斑状丘疹は活動性を反映するため面積に含める．皮膚硬化がある場合は硬化スコアも別に記録する．口腔や眼は無症状の場合にはスコア0となるが，口腔粘膜の苔癬変化や眼科医によって診断された乾燥性結膜炎を認める患者ではその旨を記載する．点眼薬の回数は潤滑目的の点眼薬の使用回数で判断する．消化管における体重減少は3ヵ月以内で判断する．

臓器スコアに基づいて総合重症度が評価可能である．皮膚，口腔，眼，消化管，肝臓，肺，関節・筋膜，生殖器の8つの部位のスコアを考慮し，侵襲部位数が2つ以内で最大スコアが1で肺障害がない場合は軽症，肺スコアが2あるいはスコア3の臓器を認める場合は重症，それ以外は中等症と分類する．GVHD以外の原因でスコアがついている部位のスコアは0点として計算する．

E. 慢性GVHDの治療

慢性GVHDの治療の目標はGVHDに伴う症状を緩和し，GVHDの活動性を制御し，臓器障害と後遺症を予防するとともに治療に伴う副作用とのバランスをとることである[7]．長期的な治療の目標は免疫学的寛容状態を成立させ，免疫抑制薬を終了してもGVHD症状の再燃を認めない状態に導くことであるが，1割程度の患者においては少量の免疫抑制薬を一生継続することで安定した状態を維持することが目標となることもある．

慢性GVHDが軽症の場合はステロイド軟膏などの局所療法のみで治療を行うが，前述の総合重症度が中等症以上になった場合は，通常全身免疫抑制治療を行う．タクロリムスやシクロスポリンの増量のみで改善する場合もあるが，多くの場合はス

テロイド治療（状況に応じてプレドニゾロン0.5〜1.0 mg/kg/日）を開始する．全身免疫抑制治療が必要になった場合は，最低1年以上の治療期間が必要となるため，感染管理や長期フォローアップの必要性について患者に説明する必要がある．プレドニゾロンは6ヵ月〜1年かけて減量するのが一般的であるが，症状が安定している場合は連日よりも隔日投与を行った方が，副作用が少なく，長期継続しやすい．

　十分な初回治療を行ったにもかかわらず慢性GVHDの制御が不十分の場合には，二次治療を考慮する．具体的にはステロイド抵抗性，または依存性の慢性GVHDが対象となり，以下のような場合である．プレドニゾロン1 mg/kg/日を1週間投与してもGVHDが増悪する場合，プレドニゾロン0.5 mg/kg/日（または1.0 mg/kg/隔日）を4週間投与しても改善しない場合，ゆっくり減量を行ったにもかかわらず，症状再燃のためプレドニゾロンを0.25 mg/kg/日（または0.5 mg/kg/隔日）未満に減量できない場合などである．二次治療薬として優れた薬剤はまだ明確になっていないため，有効なものをみつけて継続するのが原則である．治療薬はGVHDの症状と重症度，治療によって悪化する可能性のある合併症，原疾患再発リスク，薬剤相互作用，治療の費用や保険適応などを考量して選択する．ミコフェノール酸モフェチルは2019年2月に保険請求が認められるようになり，わが国ではよく使用されている．間もなく承認される可能性のある治療法として，体外循環式光化学療法（extracorporeal photopheresis：ECP）がある[8]．それ以外にもさまざまな治験が増えつつあり，米国で慢性GVHD治療として承認されたイブルチニブや，ルキソリチニブ，改良型IL-2製剤などの薬剤も選択肢となっている．海外ではリツキシマブやイマチニブなども一部の慢性GVHDに有効であるため用いられているが，わが国では保険適応外であるため，使用は限られている．各治療薬の詳細についてはGVHDガイドラインやGVHD治療の総説などに譲りたい[9, 10]．

F. 慢性GVHD治療中の支持療法

　治療期間中はニューモシスチス・イロベチと有莢膜菌に対するST合剤（ダイフェン®）の予防内服を行うべきである．免疫抑制薬継続中は帯状疱疹発症のリスクが増加するため，少量アシクロビルの予防内服をした方がよい．ステロイドが中等量以上投与されている場合など，糸状菌感染のリスクが高いと判断される場合には，抗糸状菌活性をもつアゾール系抗真菌薬の予防投与も考慮する．またサイトメガロウイルスやガラクトマンナン抗原のモニタリングも適宜行うことが望ましい．ステロイド長期投与に伴う有害事象の早期発見と対策に努める．骨密度の定期的測定と適度な運動指導を行う．カルシウム製剤やビタミンDの投与も必要に応じて考慮する．プレドニゾロン5 mg/日以上のステロイドを3ヵ月以上投与する場合にはビスホスホネート製剤の投与が推奨されるが，投与中は口腔内清浄を保ち，顎骨壊死の発症や長期投与に伴う非定型大腿骨骨折注意する必要がある．

文　献

1) Jagasia MH et al : National Institutes of Health Consensus Development Project on Criteria for Clinical Trials in Chronic Graft-versus-Host Disease : I. The 2014 Diagnosis and Staging Working Group Report. Biol Blood Marrow Transplant **21** : 389-401, 2015

2) Cooke KR et al : The Biology of Chronic Graft-versus-Host Disease : A Task Force Report from the National Institutes of Health Consensus Development Project on Criteria for Clinical Trials in Chronic Graft-versus-Host Disease. Biol Blood Marrow Transplant **23** : 211-234, 2017

3) Inamoto Y et al : Association of severity of organ involvement with mortality and recurrent malignancy in patients with chronic graft-versus-host disease. Haematologica **99** : 1618-1623, 2014

4) Fraser CJ et al : Impact of chronic graft-versus-host disease on the health status of hematopoietic cell transplantation survivors : a report from the Bone Marrow Transplant Survivor Study. Blood **108** : 2867-2873, 2006

5) Kurosawa S et al : Quality of Life after Allogeneic Hematopoietic Cell Transplantation According to Affected Organ and Severity of Chronic Graft-versus-Host Disease. Biol Blood Marrow Transplant **23** : 1749-1758, 2017

6) Ito R et al : Characterization of late acute and chronic graft-versus-host disease according to the 2014 NIH consensus criteria in Japanese patients. Biol Blood Marrow Transplant **25** : 293-300, 2019

7) Flowers ME, Martin PJ : How we treat chronic graft-versus-host disease. Blood **125** : 606-615, 2015

8) 岡本真一郎：慢性移植片対宿主病（CGVHD）―その病態解明に基づいた新規治療．医学の歩み **229**：767-772, 2009

9) 日本造血細胞移植学会（編）：造血細胞移植ガイドライン-GVHD（第4版）〈https://www.jshct.com/uploads/files/guideline/01_02_gvhd_ver04.pdf〉（最終アクセス2019年8月）

10) 稲本賢弘：慢性GVHDの診断と治療．臨床血液 **59**：549-556, 2018

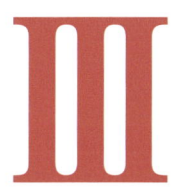

III

移植後長期フォローアップの看護

 **1** **GVHDのアセスメントと看護ケア**

A. GVHDの看護

移植片対宿主病（GVHD）は，同種造血細胞移植を受けた患者の予後や生活の質（QOL）を左右する．そのため，GVHDに対するケアは同種造血細胞移植後長期フォローアップ（LTFU）において，重要な看護の1つである．

すべての同種造血細胞移植後患者は，GVHDに備えながら日常生活を送る必要がある．そして，GVHDが発症した場合には，日常生活との折り合いをつけながら，長期間にわたりGVHDとつきあうことが求められる．GVHDはすべての臓器で同時に発症するとは限らず，容易に改善しない場合や再燃する場合，新たな臓器に症状が出現する場合など，経過が複雑である．そのため，「GVHDに備える」ことと「GVHDとつきあう」ことは並行して行わなければならないことが多い．

1. GVHDに備える

a◦GVHDを知る

患者は同種造血細胞移植を受ける前に，医師や看護師からGVHDについて説明を受けているはずであるが，退院前にも改めてGVHDに関して情報提供することが望ましい．その際，情報提供の内容が多いと，患者は誤った解釈をしたり，混乱したり，忘れたりすることがある．また，GVHDに対する脅威が大きい場合には，情報を避けようとすることもあるため，患者の反応を注意深く観察しながら，適切な量を提供する．「レシピエントの体をドナーの白血球が攻撃するため，GVHDを発症する場合があること」や「GVHDの症状が出た場合は，早めに受診すること」は，看護師から伝えるべきとくに重要な情報である（**表1**）．

b◦GVHDを予防する

同種造血細胞移植では，カルシニューリン阻害薬やメトトレキサートなどの免疫抑制薬を用いたGVHD予防が必須である．LTFU外来受診時も免疫抑制薬を継続していることが多く，時期や病状により量の調節が行われる．指示された量を確実に内服できているかが重要となるため，服薬アドヒアランスの確認を薬剤師と協働して行う必要がある．

皮膚GVHDの予防として，日光曝露を避けることが推奨されている．屋外での活動状況を確認しながら，市販されている紫外線対策グッズの紹介や日焼け止めの使用を提案する．患者の生活全体を考慮したうえで，実現可能な方法を患者とともに考えていく．

表1 GVHDに関して退院時に情報提供しておきたい内容

とくに重要な情報	GVHDのしくみ	レシピエントの体をドナーのリンパ球が攻撃するため，GVHDを発症する場合があること．
	GVHDの症状	GVHDの症状が出た場合は，早めに受診すること．
次に重要な情報	GVHDの症状	GVHDではどんな症状がよくみられるか．
		直射日光を避けること．
伝える方がよい情報	GVHDのしくみ	感染症がきっかけで，GVHDを発症する場合があること．
		急性GVHDを発症した人は，慢性GVHDを発症するリスクが高いこと．
	GVHDの症状	かみそりや洗浄料などによる皮膚への刺激を避けること．
		爪や皮膚の状態を観察し，クリームなどで保湿すること．
		皮膚GVHDを発症した後は，気温・室温の高い場所や熱い湯の使用を避けること．

（人見貴子ほか：同種造血細胞移植レシピエントの療養生活に関する看護師からの情報提供内容，日がん看会誌 **24**（1）：13-22，2010より作成）

c❋基本的ケアを継続する

造血細胞移植を受けた患者の皮膚や口腔粘膜は，抗がん薬や放射線治療により脆弱となり，バリア機能が損なわれている．基本的なケアを継続し，清潔を保ち感染予防に努めることは，GVHD予防にもつながる．これらのスキンケアや口腔ケアは，入院中から習慣化できるようにセルフケア支援することが望ましい．

d❋自分の身体に目を向ける

GVHDは患者の生命予後やQOLを左右する一方で，一般的な合併症と異なり，軽度のGVHDが造血器悪性疾患の再発を抑える移植片対白血病・リンパ腫効果（graft-versus-leukemia/lymphoma effect：GVL効果）を発揮する．ゆえにGVHDを完全に抑えるのではなく，病状やGVHDを確認しながら免疫抑制薬の量が調整される．免疫抑制薬を漸減する過程でGVHDを発症する可能性があり，患者自身が症状の出現に気づくことが重要である．退院して移植からの期間が長くなるにつれて，患者は仕事や家事など療養以外の生活に意識が向く．そのため，看護師は患者が意識的に自分の身体に目を向けるように，動機づけをしていく必要がある．

2. GVHDとつきあう

a❋症状に気づく

GVHD発症時は，適切な時期に適切な治療が行われることが重要である．患者が自ら症状に気づき，医療者に伝えることが求められる．しかし，患者は時にさまざまな理由（**表2**）により，症状を医療者に伝えないことがあるため，注意が必要である．看護師は，すぐに医療者への連絡が必要な症状を具体的に提示し，患者が行動できるよう支援する．患者が症状をうまく表現できない場合には，看護師が客観的に質問し，体験している症状の内容を引き出していく．いずれも，GVHDへの対処が遅れることなく実施できるように支援する．

表2 患者がGVHDの症状を医療者に連絡しなかった理由

- 日常生活に支障をきたしていなかったから.
- 症状出現から外来受診まで時間があったから.
- 症状が陰部にあるため話しにくかった.
- どのように症状を伝えたらいいかわからなかったから.
- 慢性GVHDは何をやっても効果がないから.
- 再入院したくないから.
- 医療者は忙しいため遠慮してしまった.
- 症状がGVHDではないと思ったから.
- 自分の症状は軽いと思ったから.
- 症状に気がつかなかった.

b◉症状とつきあう

慢性GVHDの症状緩和のためのセルフケアは,長期にわたって継続する必要があるものの,患者が期待する効果を感じにくいという傾向がある.この場合,医療者が提案したケア方法が長続きせず,患者自身の判断で中止してしまうことも多い.慢性GVHDのケアを提案する際には,長く継続することでゆっくりと効果が出てくる可能性があることを説明する.また,ケアの目標を患者と共有しておくことも重要である.症状の完全な消失ではなく,症状緩和による生活への支障を減らすことを目指していることが多いため,患者の理解を得ておく.

仕事の再開など生活の変化もセルフケアの継続に影響することがある.生活状況や就労状況,care giverの状況など個別的な生活背景をふまえ,患者が日常生活に取り入れられるケア方法を患者とともに考えていく.看護師が市販のアイデアグッズや生活の工夫について情報を得ておくことは,ケア方法の具体的な提案につながる.また,患者の経験談は非常に有用で,役立つことが多い.他患者の経験談や実践を知ることにより,セルフケアを継続するモチベーションの維持につながることもある.

c◉GVHDを受容する

GVHDを発症した患者は皮膚障害やドライアイ,口腔乾燥などにより,ボディイメージや生活習慣の変化を余儀なくされる.GVHDは患者の生命予後を左右しうる苦痛を伴う合併症である一方で,GVL効果による治療効果が期待される.患者はこの相反する状況に葛藤しながら,GVHDはいつ起こるのか,いつまで続くのか,悪化していくのかといった不安を抱えている.看護師は患者の体験を理解し,GVHDを抱えながら生活することを受容できるよう支援する必要がある.患者が実施しているセルフケアやがんばっていることを認めつつ,気持ちの変化に耳を傾け,寄り添うことが重要である.

❝B. GVHDのアセスメントとセルフケア支援❞

GVHDをアセスメントするために必要な基本的情報としては「移植後の経過期間や免疫抑制薬の量,症状の程度,日常生活動作,就労・就学の状況,支援者の有

表3　患者の基本情報の把握

| 身体面 | 移植後の経過期間
過去の急性GVHD
検査データ
免疫抑制薬・ステロイドの量
現在の症状の部位と程度
performance status（PS） | 社会面 | 日常生活動作への影響
　・できるのにしていないこと
　・できなくなったこと
　・その原因　など
就労・就学の状況
家族役割遂行状況
　・家事
　・車の運転　など
支援者の有無
　・ケアの支援者
　・経済的支援者
　・送迎の支援者　など |
| 精神面 | 睡眠の状況
気分の落ち込み
活力の消失
楽しみがあるか　など | | |

無」などが挙げられる．これらの基本的な情報に加えて「GVHDを発症している部位の解剖生理と出現している症状に必要なケア」について情報を得る．例えば，移植後の経過期間が長いにもかかわらず免疫抑制薬の量が多い場合，複数の臓器にGVHDがあり症状が改善していない場合には，GVHDのコントロールが困難となっていることがわかる．また，日常生活動作のへの影響，就労・就学の状況，ケアの支援者がいるのかを考慮して，実行可能なケア方法を提案する．

1．GVHDのアセスメント

　患者から以下の①〜⑤の情報を丁寧に収集・整理し，アセスメントにつなげる．病変がどの臓器にあっても同様である．

① 患者の基本情報の把握（**表3**）

② セルフケア能力の査定（**表4**）

　患者自身のセルフケアに対する力を把握したうえで，看護師は適切なセルフケアを提供する．

③ 患者に出現している症状の評価

（1）解剖・生理

（2）症状の出現形態（移植によって起きている症状の理解）

　患者の訴える症状には，ほかの合併症に起因している可能性もある．それらもふまえてアセスメントすることも重要である．

（3）症状の客観的評価（症状に対する共通認識）

　症状が出現している部位については，慢性GVHDの臨床徴候（☞p 68参照）や慢性GVHDの臓器別スコア（☞p 75参照）などにより客観的な評価を行い，医師をはじめ多職種と共通認識をもち，経験的，感覚的な観察とならないよう留意する．

④ 患者に必要かつ実現可能なケアの検討

　①〜③の情報に加え，行われている治療およびその効果を把握し，ケアを検討する．患者がもっとも求めているケアが何かを判断し，優先して介入してい

表4 セルフケア能力の査定

セルフケア能力として強みとなる部分を明らかにする.	
□ セルフケアを行う動機づけはどうか.	➡ セルフケアをしたいと思っているか.
□ 自分の身体に注意や関心が向けられているか.	➡ 知識があるか,自我のエネルギーはどうか,自分の身体と対話できているか.
□ 理解力があるか.	
□ 医療従事者とコミュニケーションをとる能力があるか.	➡ 自分の身体や治療に関することを表現して伝えられるか.
□ セルフケアを実行できるか.	➡ 知識や技術をもっているかそれを使えるか.
□ セルフケアを日常生活に取り入れていけるか.	➡ 継続性も考慮する.
□ 支援者がいるか.	
セルフケア能力の強みを発揮できないのはなぜかを明らかにする.	
□ バリアになっていることは何か.	
□ どのようになれば強みが発揮できるか.	
□ セルフケア要求は適切か.	➡ 医療者が患者に要求しているセルフケアはそれでよいのか.

（荒尾晴恵：がん化学療法看護を受ける患者の副作用症状マネジメント，スキルアップがん化学療法看護 ― 事例から学ぶセルフケア支援の実際（荒尾晴恵，田墨惠子編），p 44-46，日本看護協会出版会，2010より作成）

く．ケアの方策は，個々の背景に合わせ調整する必要がある．

⑤ ケアの評価

治療内容・経過を把握したうえで，実施しているケアが患者の症状にとって効果的であるかどうか評価する．患者に提供するケア技術は，日常生活に沿った継続しやすいものであることが重要である．

2 アセスメントの実際（表5）

ここでは皮膚病変を例に説明する．

3 各部位のセルフケア支援

a ✲ 皮膚（図1）

1) 基本的スキンケア

スキンケアの基本は清潔の保持，保湿，物理的・化学的刺激からの保護である（表6）．毎日の入浴もしくはシャワー浴をし，入浴後早めに保湿をすることが望ましい．物理的刺激を避けるためにも，摩擦や締め付けのない衣類や靴の着用をすすめる．また，パーマ液やヘアカラーは化学的刺激となるため，皮膚GVHDがある場合には避けるべきである．患者の強い希望がある場合には，理由や背景を考慮し，代替方法がないか患者とともに考える．

2) 日光曝露対策

患者にはあらかじめ，日光曝露によって皮膚GVHDが急激に悪化する可能性を情報提供する．紫外線は4〜6月がもっとも強く，くもりの日でも晴れの日の70%

表5　アセスメントの例（皮膚病変）

②セルフケア能力の査定

（1）セルフケア能力として強みとなる部分

皮膚GVHDの皮膚ケアを実施するうえで，以下について強みとなる部分を確認する．
・皮膚に起こっている症状をGVHDであると認識できているか．
・皮膚ケアの必要性が患者の言葉で伝えることができるか．
・症状やケアの方法について，医療者とコミュニケーションがとれるか．
・愛護的な皮膚ケアを行い清潔に保つことや，ステロイド軟膏を塗布するための技術はあるか．
・皮膚ケアを実施するための体力があるか，手の皮膚はケアを実施できる状態か．
・自分でケアができない場合には，代わりにケアをしてくれる家族などがいるか．
・日常生活に皮膚ケアを行う時間をつくることができるか．

（2）セルフケア能力の強みを発揮できないのはなぜか

上記（1）から，強みを発揮できない部分がどこか，その理由は何か検討し，強みが発揮できるようになるにはどうしたらよいか検討する．また，医療者が提案している皮膚ケアの方法に無理がないか考える．

③患者に出現している症状の評価

（1）解剖・生理（図1参照）

皮膚は，表皮および真皮と汗腺，脂腺，毛根，毛包，血管，リンパ管などを含む皮下組織からなる．表皮は，角質層，顆粒層，有棘層，基底層の4層からなり，基底層は真皮と結合しており，活発に皮膚新生のために分裂と増殖を繰り返している．
皮膚の生理機能は，バリア機能，温度調節機能，静菌・緩衝作用，経皮吸収作用，排泄作用，免疫機構の役割，ボディイメージをつくる役割がある．水分喪失防止・保湿機能には，皮膚が自ら傷つきやすくなることを防いでいる．また，毛孔やエクリン汗腺が活動し熱の放出の調整を行い，酸外套やアルカリ中和能により抗菌作用や排泄によるかぶれを未然に防止している．

（2）症状の出現形態（移植によって起きている症状の理解）

移植後の皮膚は，前処置（抗がん薬や放射線治療）により，基底層が障害され，角化（皮膚の新生）異常が起き，皮脂腺や汗腺の分泌が抑制される．皮脂の分泌低下は，角質の水分保持機能を阻害し，結果として皮膚が薄く乾燥し，皮膚炎を生じやすく，皮膚のバリア機能が破綻した状態となる．また，脆弱化した皮膚がさらにドナーの成熟リンパ球により攻撃され，皮膚の萎縮，線維化，角化異常による皮膚の硬化やざらつき，落屑が出現する．また，皮膚硬化が真皮に及ぶと，発汗異常や色素沈着，爪が割れるといった変化も起こりやすくなる．

（3）症状の客観的評価（症状に対する共通認識）

慢性GVHDの臨床徴候（p 68参照）とNIHの臓器別スコア（p 75参照）により，慢性GVHDであることと重症度を確認する．

④患者に必要かつ実現可能なケアの検討

移植により脆弱となった皮膚は，GVHDが生じることで，容易に重症化する可能性がある．そのため，皮膚のバリア機能を保護するための基本的スキンケア（**表6**）と皮膚機能回復のためのスキンケアの継続が必要である．病院で指導したケアは，患者の生活習慣に合ったものに変更する．

程度の紫外線量がある．対策については，性別や年齢，屋外に出る時間などを考慮しながら，できるだけ具体的に情報提供を行う．屋外では，紫外線A波（UVA）と紫外線B波（UVB）の両方を防ぐ（SPF20以上でPA+++以上）の低刺激タイプの日焼け止めクリームの使用をすすめる[4]．日光曝露対策は移植後2年間継続することが望ましいが，日光曝露による皮膚発赤や皮疹悪化の経験があれば，皮膚がんのリスクを考慮し，さらに継続することが推奨される．

3）ステロイド外用薬の使用

適切な量を塗布できるようfinger-tip unit（FTU）の単位（**図2**）を基準に説明す

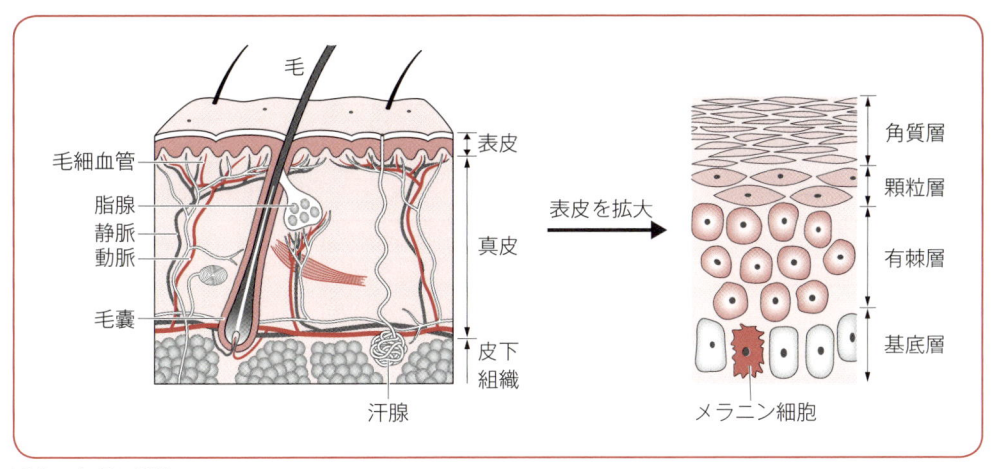

図1 皮膚の構造

表6 基本的スキンケア

清潔	基本的に毎日の入浴やシャワー浴を実施し，全身の皮膚の清潔を保つ． 皮膚に負担のかからない38℃程度の湯を使用する． 皮膚のpHに近い弱酸性など，低刺激の洗浄剤を使用する． 洗浄剤をよく泡立て，ナイロンタオルは使用せず，手で優しく洗う． 洗浄剤は残さないように，十分に洗い流す． 入浴後は，やわらかいタオルで押さえ拭きをする．
保湿	アルコールフリーで低刺激の保湿剤を塗布する． 入浴直後の皮膚は水分含有量が高いが，時間が経つにつれて蒸発するため，保湿剤の塗布は入浴後10分以内に行う．
保護	摩擦を避けるため，やわらかい素材（綿や絹などの自然素材）の衣服を着用する． 直射日光や紫外線を避けるため，長袖の衣服や帽子の着用，日傘を使用する． 低刺激の日焼け止めクリームやローションを使用する． 化粧はポイントメイクなど必要最小限とし，アルコールフリー・オイルフリーなど低刺激の化粧品を使用し，使用前にパッチテストを行う． 髭剃りは電気シェーバーを使用する． 絆創膏などのテープの貼付は粘着剤が刺激となるため，使用は最小限にする．

るとよい．1FTUは約0.5gで，手掌2枚分の面積の塗布に適した量である．軟膏・クリームの場合は人差し指の先端から第一関節までの長さ，ローションの場合は1円玉大である．手掌全体に軟膏を伸ばし，押さえるように皮膚に塗布する．

　ガイドラインの推奨は，中間強度のレダコート®軟膏やアルメタ®軟膏から開始するとされている．顎や頬などの顔の皮膚は，ステロイドの吸収率が前腕の13倍といわれているため，低強度薬（ロコイド®軟膏，アルメタ®軟膏など）を使用する．ステロイド外用薬の選択の際には，ステロイド内服の有無についても考慮する．皮疹が沈静化しており，掻痒感などの自覚症状がない場合には，強いステロイド外用薬は必要ないともいわれている．ただし，内服のステロイドを漸減する際に皮疹が再燃することもあり，注意が必要である．

　ステロイド開始から最長でも1ヵ月ごとに評価を行い，漫然と使用しないよう注

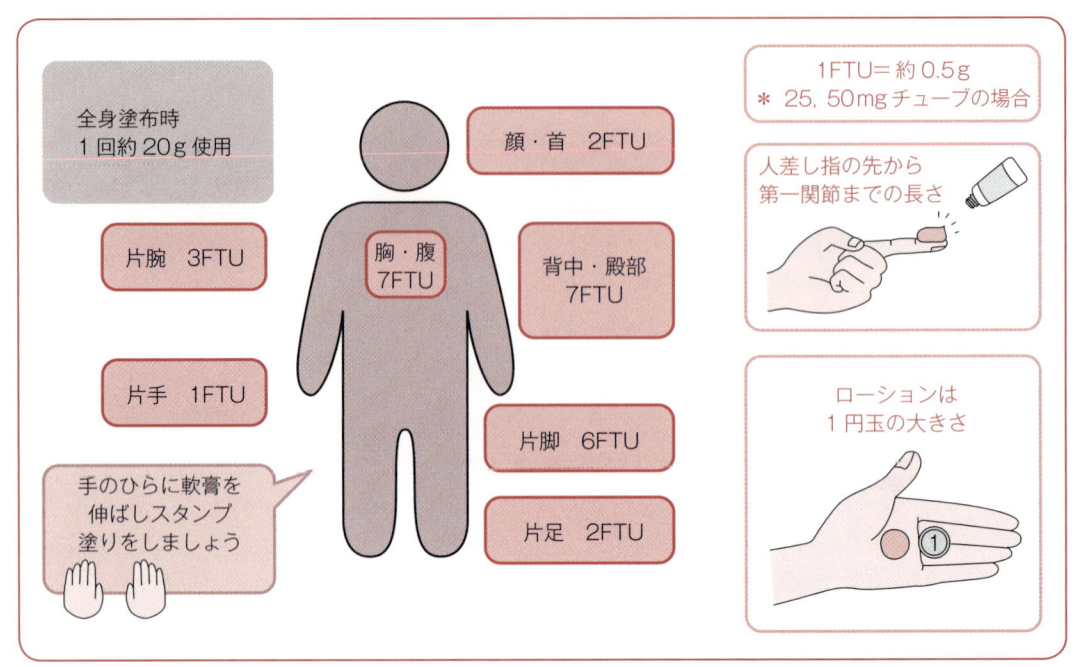

図2　外用薬の適量

意する．とくにデルモベート®軟膏のような強力なステロイド外用薬は2週間以内の使用にとどめることがガイドラインで推奨されている．体毛が生えているか，発汗があるかという情報は，皮膚の機能回復のアセスメントに有用である．

4）硬化病変

　皮膚が硬化してつっぱるような場合，もちにくい箸をスプーンに替えるなどの楽な方法を選択することがある．しかし，動作を簡単にすることは，廃用性萎縮につながりかねない．可能な限り，これまでできていた日常生活動作が維持できるように支援していく．硬化病変には深部組織マッサージや理学療法が必要となるため，多職種で介入し，患者には毎日欠かさずストレッチ運動を継続するように促していく．

5）色素変化

　色素脱失や色素沈着など皮膚の色素異常がある場合には，外見の変化により，就労や人付き合いなどの社会生活に影響をきたす可能性がある．ほかに皮膚GVHDの症状がないことを確認したうえで，必要に応じてカバーメイクを紹介する．使用前には簡易パッチテスト*を行い，皮膚に刺激がないか確認してから使用することが望ましい．

6）爪病変

　爪にGVHDが及ぶと，爪形成異常や萎縮を生じる．爪表面に凹凸が生じ，薄く脆弱で，繊維などに引っかかりやすい状況になる．基本的なケアは皮膚と同様に，清潔・保湿・保護が基本となる（**表7**）．爪は爪母でつくられ，個人差はあるが，1

---

*簡易パッチテスト：上腕内側や大腿内側に10円玉程度の大きさにクリームを塗布し，24〜48時間後に皮膚の状態に変化がないか観察する．

表7　爪のケア

清潔	手を洗う時は，爪も意識してていねいに洗う．
保湿	乾燥により亀裂が生じやすくなるため，爪に保湿剤を塗布する． 保湿剤は爪の根元（爪母）を含む爪全体に塗布する． 市販の爪専用の保湿剤も有用である． マニキュアやトップコート，除光液を使用した後は手を洗い保湿剤を塗布する．
保護	爪切りを使うと亀裂が生じるため，目の細かい爪やすりで長さを整える． 爪やすりは端から中央に向かって，やさしく一定方向に動かす． 爪が薄く爪やすりが使用しにくい場合は，ニッパー式爪切りが使いやすい． ニッパー式爪切りを用いる場合には，切る深さと幅を小さくする． 爪はスクエアカットにし，爪やすりで角をなめらかにする． 爪切りは入浴後など爪がやわらかくなっている時に行うとよい． 水仕事の際はゴム手袋を着用する． 手袋・靴下を着用する． つま先の細い靴や踵の高い靴は避け，足の形に合う靴を着用する． マニキュアやトップコート，爪用接着剤を塗布し，補強することもできるが，1週間に1回は除去する． 湯で除去できる水溶性ネイルも有用である[5]． 指先に力を入れると爪に亀裂が生じることがあるため，作業が避けられない場合には，テーピングで補強する．その際，テーピングの粘着面が直接爪に付かないように，爪と粘着面の間にガーゼなどを薄く挟むとよい．

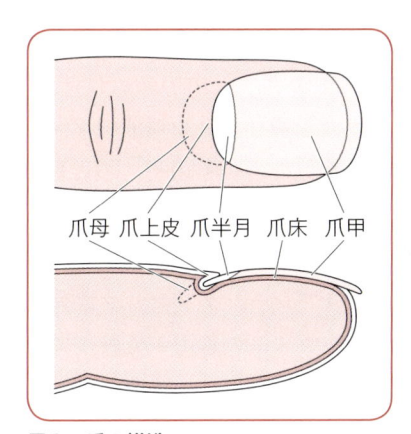

爪母　爪上皮　爪半月　爪床　爪甲

図3　爪の構造

日約0.1mm伸びるといわれている．手の爪がすべて生え変わるのに6ヵ月，足の爪は10〜18ヵ月かかるといわれている（**図3**）．この間GVHDが完全にコントロールされ，外的要因による損傷がない状態を維持できれば改善が期待できるが，長期間にわたる根気強いケアが必要となる．

b☸口　腔

1）口腔ケアの継続

造血細胞移植を受けた患者の皮膚は抗がん薬や放射線治療に加え，GVHDにより，唾液分泌機能などが損なわれ，口腔内の自浄作用が低下している可能性がある．ブラッシングなどの口腔ケアを継続し，口腔内および歯牙・歯肉を清潔に保つことは，ガイドラインでも推奨されている．

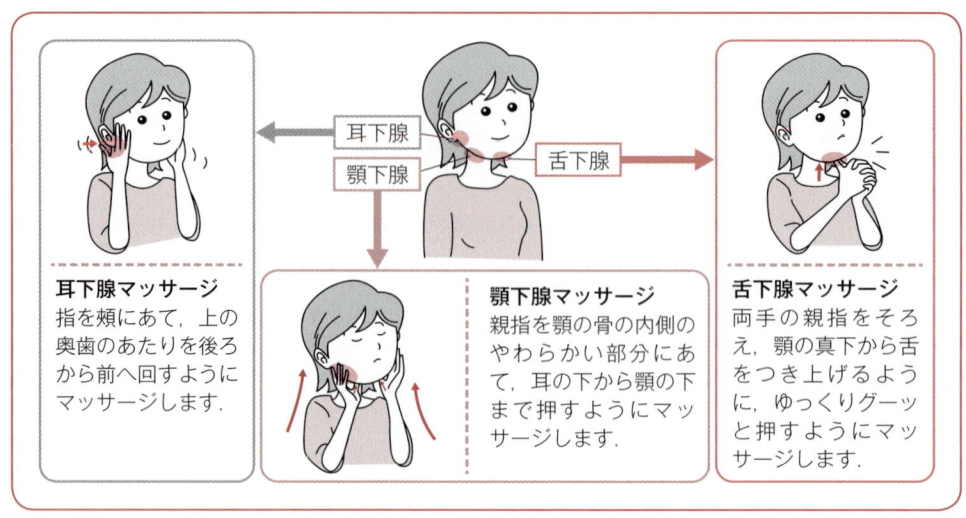

図4　唾液腺マッサージ

2）口腔乾燥

　口腔のGVHDでは唾液分泌低下に伴い口腔乾燥をきたすことが多く，患者は口が渇いて話しにくい，水気のないものが食べにくいという状況に陥る．対策としては，口腔内を潤すよう，日中であれば頻回な含嗽や水分摂取をすすめる．また，シュガーレスガムを噛むことや唾液腺マッサージ（**図4**）も唾液分泌の促進に有効である．食事は水気の多いものや，のど越しのよいゼリー状のものが食べやすい．食事の際には，飲み物や汁物を準備し，食べ物と交互に摂取するとよい．

　睡眠中はさらに唾液の分泌が減少するため，アルコールを含まない市販の口腔保湿ジェルや保湿スプレー，グリセリン含有の含嗽液，太白胡麻油などの使用について情報提供する．マスクの着用も乾燥の緩和につながる．ケアだけでは改善できない重度の口腔乾燥の場合には，唾液分泌促進薬の処方について医師に検討してもらう．

3）口内痛の緩和

　口内痛が強いと患者は口腔ケアを怠ることが多いため，生理食塩水と同じ0.9%の濃度になるように水1Lに食塩9gを入れ，含嗽をするようにすすめる．口内痛が強い場合には，リドカイン（キシロカイン®）が0.1～0.2%程度になるよう含嗽水に混ぜて，食事前などに使用する．熱いものや辛いものなど刺激物は避けるようすすめる．

4）ステロイド含嗽　〜国立がん研究センター中央病院の例〜

　口腔病変が広範囲な場合に，0.1%のベタメタゾン（リンデロン®）液10mLを1分間，口に含み全体に行きわたらせて吐き出す．飲食や含嗽をせず30分経ったら，水で軽く含嗽する．

5）粘液嚢胞の予防

　粘液嚢胞の予防のためにも辛いもの，ミント類などの刺激の強いものは避け，熱

いものは冷ましてから摂取するようにすすめる.

6) 口周囲の硬化病変へのリハビリテーション

口周囲に硬化性病変が生じると,患者は開口障害や口角の亀裂,痛みのために会話が減り,口を動かさなくなることが多い.ワセリン®などを塗布し保湿したうえで,可能な範囲で口を開けたり,すぼめたり,舌を前後左右に動かしたりするようなリハビリテーションを実施するよう促す.

c❂眼

1) ドライアイ

眼GVHDは涙液の分泌が低下するが,その前段階として涙が多くなるケースがあり,対応が遅れることもあるため注意する.

ドライアイには人工涙液,ヒアルロン酸ナトリウム点眼液の頻回な点眼による保湿を行う.炎症などの症状が強い場合には防腐剤の入っていない点眼薬を使用することが望ましい.ステロイド点眼液,ムコスタ®点眼液,ジクアス®点眼液,眼軟膏,自己血清点眼など,症状により適切な点眼薬を使用するためにも,眼科専門医の診断が必要である.ステロイド点眼液やステロイドの投与が長期的になると,白内障や緑内障のリスクが高くなる.涙液量の減少が著しい場合には,涙点を閉じ,眼球表面に涙液を留めておく方法として,涙点プラグ挿入や涙点焼灼がある.これらについて情報提供し,眼科専門医の受診につなげる.

2) 日常生活の工夫

室内の湿度を適度に保ち,冷暖房の風が眼に直接当たらないようにする.眼鏡を使用すると,歩行時などに風が眼に直接あたるのを防ぐことができる.水泳用ゴーグルや花粉症用ゴーグルを用いて,眼周囲の湿度を保つのも有効である.最近はデザインの優れたドライアイ用の眼鏡も市販されている.パソコンやテレビをみていると,無意識に瞬きの回数が減少し,眼が乾燥するため,意識的に眼を閉じて休めるようにする.

紫外線対策としては,レンズの色が薄いサングラスやUVカット加工されている透明のレンズの眼鏡を使うと,マスクとともに着用する際にも自然な外見になる.

3) 日常のケア

患者には,眼を直接指で触らないことや点眼は清潔な手指で行うように説明する.蒸しタオルを眼周囲にあてて温め,軽いマッサージをすることにより,血行が促されるとともに,蒸気によりドライアイの症状緩和が期待できる.また,米国の資料によると亜麻仁油を毎日大さじ2杯ほど食事に入れて摂取すると,涙液の質がよくなるといわれている.

眼脂が乾燥し固く付着している場合には,無理にこすり取らずに湿らせたコットンを眼瞼に置き,眼脂を柔らかくしてから除去する.眼周囲に搔痒感や発赤,痛みを生じることもあるが,その際にもこすらずに,眼に入っても問題ない軟膏の使用を検討する.

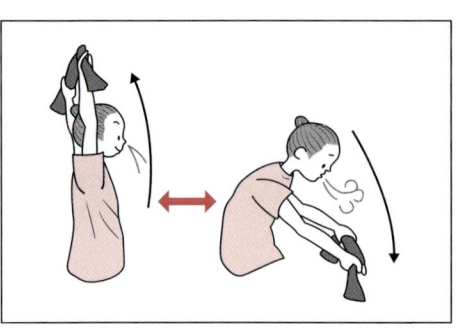

① 棒またはタオルを両手で持ち，息を吸いながら腕を肩より高く持ち上げます．息を吐きながら腕を降ろします．

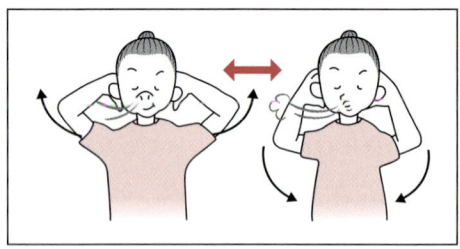

② 頭の後ろで手を組み，息を吸いながら両肘を広げ，吐きながら閉じます．

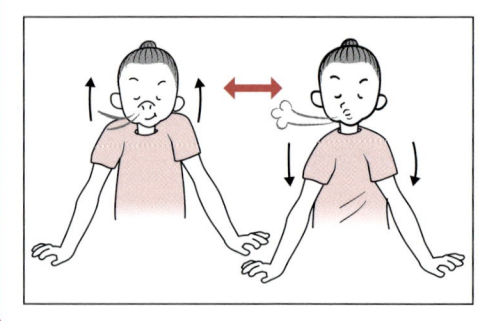

③ 息を吸いながら肩を上げ，吐きながら下ろします．息を吸うときは鼻から，吐くときは口から行います．吸う：吐く＝1：2です．

図5　呼吸筋ストレッチ体操（例）
呼吸筋を柔らかくし，胸郭の動く範囲を広げ，呼吸パターンを改善します．

d❋消化管

1）食事の工夫

　食道狭窄や嚥下困難な場合の食事は，口腔乾燥時に準じる．また，刻んだり，つぶしたり，ミキサーにかけてペースト状にしたり，とろみをつけたりすることを提案する．

　食欲不振が続く場合は，必要なカロリーを摂取するために，食事回数を増やすことや栄養補助食品を活用するなどの工夫について紹介する．また，栄養士による栄養指導を調整する．

e❋肺

1）呼吸困難

　肺GVHDは，軽い息切れなどでは見過ごされることが多いため，患者の訴えを注意深く聞いていくとともに，定期的に検査されているかの確認が必要である．症状に応じて，在宅酸素導入の検討や調整を行う．呼吸筋ストレッチ体操（**図5**）や呼吸リハビリテーションは，呼吸困難の緩和や，さらなる呼吸機能の低下予防に有

効である.

　肺GVHDでは呼吸困難により活動が制限され，QOLの著しい低下や就労の問題が生じることが多いため，精神的なケアも重要となる.

f ❋ 筋骨格系

1）関節拘縮

　関節拘縮の状況は客観的な評価が有効であり，写真撮影をして比較することも一案である. 関節拘縮に対するリハビリテーションは，継続することが重要であり，患者のモチベーションを維持するようなかかわりが必要となる.

g ❋ 生殖器

1）症状の確認

　外陰部の症状は比較的よくみられる症状であり，排泄や性生活に伴う症状がないか，注意して経過をセルフモニタリングするように説明する. 患者からは話しにくいことも多いため，LTFU外来でほかの身体状況と一連の流れで確認するとよい.

文　献

1) Schmidt GM et al : Extended follow-up in 212 long-term allogeneic bone marrow transplant survivors. Issues of quality of life. Transplantation **55** : 551-557, 1993

2) Andrykowski MA et al : Quality of life following bone marrow transplantation: findings from a multicentre study. Br J Cancer **71** : 1322-1329, 1995

3) Yano K et al : Quality of life in adult patients after stem cell transplantation. Int J Hematol **71** : 283-289, 2000

4) Carpenter PA et al : National institutes of health consensus development project on criteria for clinical trials in chronic graft-versus-host disease: V. The 2014 Ancillary Therapy and Supportive Care Working Group Report. Biol Blood Marrow Transplant **21** : 1167-1187, 2015

5) 藤間勝子：爪の変化・変色に対するカモフラージュ，臨床で活かす がん患者のアピアランスケア（野澤桂子，藤間勝子編），p 178-183，南山堂．2017

2 移植後患者のリハビリテーション

A. 造血細胞移植におけるリハビリテーション

　造血細胞移植患者は，治療過程におけるさまざまな要因により身体活動量が低下する．それに伴い身体機能，ADLが低下し，全身倦怠感の持続や精神機能の低下などが生じ，それらがQOLを低下させる．患者にとってリハビリテーションは体力の回復のみでなく，有害反応や慢性的な全身倦怠感の軽減，精神心理的賦活など，さまざまな効果をもたらすといわれている．移植後患者の4割が身体機能の回復に1年を要し，3割が体力低下のために移植後2年間職業復帰ができなかったとの報告[1]もあり，廃用症候群（**表1**）予防のために早期からのリハビリテーション介入が必要である．

　わが国では，2013年に日本リハビリテーション医学会より『がんのリハビリテーションガイドライン』が公表され，その中で造血細胞移植患者に対して有酸素運動や筋力トレーニングを実施することが強く推奨されている．入院中，または退院後においても継続的なリハビリテーションは重要であり，エルゴメーターやトレッドミルを用いた有酸素運動，ストレッチ（ストレッチング）や筋力トレーニングなどの運動療法を実施することで，筋力や運動耐容能（全身持久力）などの身体機能の改善が望める．患者が身体活動を維持し，身体機能とADLの維持・改善を目的として運動を継続できるよう入院中から患者・家族への動機づけや指導を行うことが重要である．

表1　廃用症候群の症状

系	影　響
筋骨格系	筋力低下，筋萎縮，関節拘縮，柔軟性低下，骨粗鬆症
心血管系	循環血液量の低下，心機能低下，起立性低血圧，血栓塞栓症，全身持久力（心肺系フィットネス）の低下
呼吸器系	肺活量減少，最大換気量減少，荷重側肺障害（肺炎，無気肺など）
代謝・内分泌系	電解質異常，耐糖能異常，副甲状腺ホルモン上昇
泌尿器系	排尿障害，尿路感染症，尿路結石
消化器系	便秘，食欲不振，体重減少，低栄養
精神神経系	せん妄，見当識障害，不安，抑うつ，知的能力の減退，協調運動障害
皮　膚	皮膚萎縮，褥瘡

B. 退院後の生活のためのリハビリテーション移行

1. 退院準備期

　移植前から退院までリハビリテーションを行うが，移植後生着が確認され造血機能が回復したら，訓練内容を再評価し，持久力訓練まですみやかに拡大する．これまでの化学療法やGVHDの治療に対してステロイドを大量または長期に使用している場合はステロイドミオパチーのリスクがあるため，これを念頭において過負荷に注意する．退院の準備として，自宅での生活を想定した訓練やホームエクササイズも取り入れ，退院後のリハビリテーションの必要性を指導する．

●看護のポイント●

①患者と一緒に退院後の生活をイメージし，在宅療養，社会復帰に向けての目標を明確にもてるように援助する．

②自宅で日課として行える家事や散歩など，体力に応じた活動を患者と相談し設定する．

③退院後も筋力・持久力訓練を継続していく必要があることを再確認する．

2. 退院後

　退院後もリハビリテーションスタッフによる専門的なリハビリテーション介入を受けられることが理想的ではあるが，診療報酬上の算定要件や人的資源の不足などにより，リハビリテーションスタッフによる継続的な介入は困難であることが多い．そのため，入院中から退院後の生活を見据えた運動療法の指導や生活指導を行うことが重要である．可能であれば，退院前評価を行い，退院後の自主訓練での強化ポイントを運動プログラムに反映させることが望まれる．

　退院後はLTFU外来で患者自身による運動の実施状況や生活状況を確認し，日常生活において活動的に過ごすよう指導を行う．一般的にはウォーキングやスクワットなど，患者が実践しやすく継続可能な方法が選択される．とくに有酸素運動は全身倦怠感や精神症状の改善にも有効とされているため，スポーツセンターなどでトレッドミルやエルゴメーターなどの機器を使用した運動をすすめてもよい．その際，免疫抑制薬投与中の患者や感染のリスクの高い時期には，人込みや埃っぽい場所を避けるなどの指導が必要であり，場所や時間帯の選択についても説明をする．

　また，外来受診時には慢性GVHDの身体症状について定期的なチェックを行う．米国国立衛生研究所（National Institutes of Health : NIH）のワーキンググループが公表したガイドラインにおいて，慢性GVHDの筋骨格系病変に対してリハビリテーションの実施が推奨されている．慢性GVHDによる身体症状および長期ステロイド投与によって生じた筋膜炎や関節拘縮，ステロイドミオパチーに対してはリハビリテーションの介入が強くすすめられている．閉塞性細気管支炎に対しては，

呼吸リハビリテーションが苦痛緩和に有効なことがあるとされている.

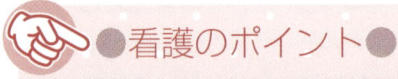

●看護のポイント●

①慢性GVHDの身体症状について定期的なチェックを行う.
②日常生活における活動量の減少と,過度な活動による過用症候群に注意する.
③運動療法に対する意欲が維持できるよう支援する.
④患者の生活背景に合わせて必要,かつ実践可能な運動療法について共に検討する.
⑤身体的苦痛や生活上の支障が大きく,リハビリテーションスタッフの介入が必要な場合は担当医へ情報提供する.

3. リスク管理

a◉リハビリテーションの中止基準

　一般的にがん患者におけるリハビリテーションの中止基準は**表2**が用いられている.これはリハビリテーションを安全に行えるかどうかの基準である.この基準に該当する項目があっても必要かつ施行可能な範囲の訓練は継続する.その場合にはリハビリテーション処方の際に医師に運動負荷量や運動の種類について詳細な指示・注意事項を明記してもらう必要がある[2].

b◉リスク管理のポイント

　入院中のリスク評価・管理については,治療およびリハビリテーションにかかわる多職種で情報交換し,患者も含めて方針を共有することが重要である.退院後は自己管理となるため,自宅での適切な運動量やリスク管理について評価・指導し,安全にリハビリテーションが継続できるよう,入院中に患者の理解を得ておく必要がある.

1）血　球

　表2はがん患者においての目安である.血液疾患患者は病状によってはこの基準を下回っていることがあるため,自覚症状の観察を注意深く行い,実施可能な運動

表2　がん患者におけるリハビリテーションの中止基準

1	血液所見:ヘモグロビン7.5g/dL以下,血小板20,000/μL以下,白血球3,000/μL以下
2	骨転移
3	有腔内臓（腸・膀胱・尿管）,血管,脊髄の圧迫
4	持続する疼痛,呼吸困難,運動障害を伴う胸膜,心囊,腹膜,後腹膜への浸出液貯留
5	中枢神経系の機能低下,意識障害,頭蓋内圧亢進
6	低・高カリウム血症,低ナトリウム血症,低・高カルシウム血症
7	起立性低血圧
8	110/分以上の頻脈,心室性不整脈
9	38.3℃以上の発熱

（日本がんリハビリテーション研究会（編）:がんのリハビリテーションベストプラクティス,p12,金原出版,2015より引用）

を調整する必要がある．ヘモグロビン値については，どの位の期間にどの程度貧血が進行したのかに注目し，貧血症状がある場合はその程度に合わせ座位訓練までにするなど，調整を行う．血小板1〜2万/μLでは有酸素運動主体にして抵抗運動は行わないようにする．

2）心血管系

抗がん薬の有害反応による心機能低下，併存疾患や薬剤の副作用による不整脈，および輸液や廃用症候群の影響による頻脈や起立性低血圧に注意する．

3）呼吸器系

GVHD，感染症，放射線照射の影響などにより肺機能障害を生じている場合は呼吸困難感の有無やSpO_2に注意しながら運動の種類や強度を調整する．

4）骨格系

多発性骨髄腫などの疾患による骨病変がある場合は，病的骨折や脊髄圧迫による症状に注意が必要である．医師の指示に従い，荷重制限に注意しながら実施可能なリハビリテーションを行う．

5）神経系

脊髄圧迫による麻痺や手足のしびれ感，原疾患の中枢神経浸潤，抗がん薬による末梢神経障害に関連した症状に注意する．

6）その他

抗がん薬やその他の薬剤の副作用による電解質異常やそれに伴う意識障害を認めた場合は運動の種類や強度を調整する．

4. リハビリテーションにおけるチーム医療

リハビリテーションはチームアプローチを基本とする．患者の変化に沿った目標を一致させておくことがもっとも重要である．多職種でのカンファレンスで情報を共有し，計画の評価・修正および目標の設定を行い，チームの方向づけを図ることが必要となる．

a❂看護師の役割

看護師がリハビリテーションに携わる際には，患者を社会で生活している人としてとらえることが大切である．疾患や治療に伴う健康障害によって変化してしまった，あるいは変化せざるを得ない生活をどのように立て直していくかを患者とともに考え，生活の再構築を行うことが看護師の役割と責任である．患者に生じている健康問題や機能障害がその人の日常生活にどのような影響を及ぼしているのか，及ぼす可能性があるのか，またその状況を患者自身がどのように理解し受け止めているのかを情報収集し，アセスメントすることが必要である．そして，患者はどのようにしていきたいと思っているのかを把握したうえで今後の目標を設定する．入院中であっても外来通院中であっても，日々の看護のなかで患者の生活全体を見据えて，その人らしく生きていくために，その人自身が努力すべきことと医療者が援助すべきことを明確にする必要がある．具体的な看護活動について以下に示す．

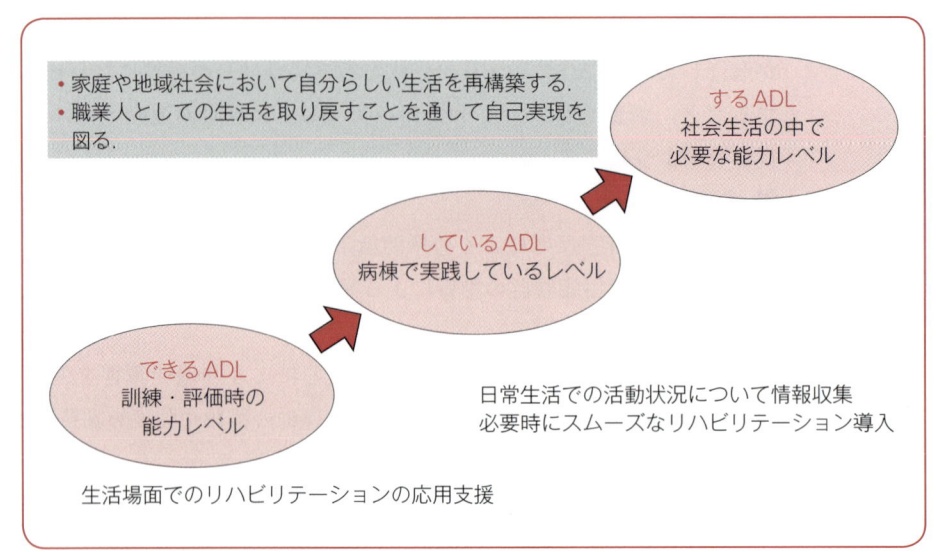

図1　ADL拡大・自律への支援のステップアップ

1) リハビリテーション継続の動機づけ

　患者の状態を生活の視点からアセスメントする．長期目標を社会復帰と設定したとして，目先のことだけでなく，少し先の目標も一緒に設定する．入院中は医療者がみていることで評価されていたとしても，退院すると評価者がいないことによってモチベーションが維持できない可能性がある．自分で管理できるよう，例えば歩数計など目に見えて実感できるものを提案することもある．入院中ずっと行ってきたことを退院前にしっかり継続できるよう動機づけをし，LTFU外来で再度現状把握，目標設定，フィードバックを繰り返し，自己管理できるように支援していく．

2) ADL拡大・自律の支援

　リハビリテーションの目的は，家庭や地域社会において自分らしい生活を再獲得すること，また職業人としての生活を取り戻すことを通して自己実現を図ることにある．

　ADLの自律を表す言葉に「できるADL」「しているADL」「するADL」という概念がある（**図1**）．「できるADL」とは，訓練時にはできるものの，実生活では行っていないADLを指す．訓練室で受けた訓練の成果を病棟という生活の場で活かしながら自律した生活がどの程度可能であるか，そのレベルを指す概念が「しているADL」である．患者にとっては，家庭や社会生活に戻ってからの生活を支障なく送れることがもっとも大切であり，その意味で「しているADL」が家庭や社会にどれほど適応しうるものであるのかが重要である．「するADL」とはさまざまな障壁のある社会の中で生活するために必要なADLのレベルをいう．このことからリハビリテーションは「するADL」の具体的な方法を想定して訓練を進めていく必要がある．

　「できるADL」と「しているADL」の格差は，①環境や使用する用具の条件，②体力，ADLに対する認識・意欲など，③家族など周囲の期待や介護力，④医療者の認識・指導力などによって生じる[5]といわれている．看護師は，患者・家族

（care giver）の日常生活を見守りながらこれらの条件を整え，機能レベルに応じた活動パターンの習得を促進する．さらに，「生活の場」で「活動」の自律性を高めることこそがリハビリテーションであることを患者に伝え，日常生活のさまざまな場面で訓練の活用を促していくことが必要である．

3）患者の精神的支援

リハビリテーションの効果はすぐに明確に出るものではない．回復進行の遅さに落胆することも多々あり，リハビリテーションに取り組む意欲をもち続けることはむずかしい．日々の患者の生活をよく観察し，患者がリハビリテーションの成果を自身で認め，意欲を維持できるよう，共感的理解を示し情緒的支持の関係性（共にある，支援する）を保ちながら精神的支援を行うことも看護師の役割である．

4）家族（care giver）への指導・支援

退院後のQOL向上のためには家族（care giver）の協力は必要不可欠である．家族が患者の自律を妨げず，リハビリテーションの目的を理解して活動に積極的に参加できるよう支援していく．また，家族構成員に障害が発生すると，以前にも増して家族構成員の結びつきが強くなり，よりよい機能状態に変化することもあるが，発症前の家族内での役割の取り方や人間関係によっては破綻をきたすこともある．こうした家族は，患者の状態を適正に認識できないばかりか，患者に必要とされる援助に自分たちが対応できるかという判断もできず，家族の危機的状態は深刻となる．このような場合は，家族の苦労を労ったうえで，家族の役割の受け入れやレディネスなどを把握し，患者と家族の意思疎通が図れるよう促し，患者にとって必要な家族の役割について具体的に指導することも必要である．

C. 症例をもとに考えるリハビリテーション

1. 症例①-1　体力低下

60代，男性．急性骨髄性白血病（AML）．同種造血幹細胞移植（allogeneic hematopoietic stem cell transplantation：allo-HSCT）施行．移植前の心機能評価でEF 35%で，day 30ごろに心不全を起こし，利尿薬と酸素投与と安静臥床の時期が続いた（この時点でEF 25%まで低下）．

その後労作時息切れ（SpO_2低下なし）肺機能検査問題なし，安静解除とともにリハビリテーションを再開し，歩行で退院．day 60の外来受診時EF 50%までは改善がみられたが，「散歩なんてできない．トイレやシャワーは自分でなんとかできるけど，体力に自信がなくて湯船は無理だ．いろんなことを家族がなんでもやってしまう」と話してきた．

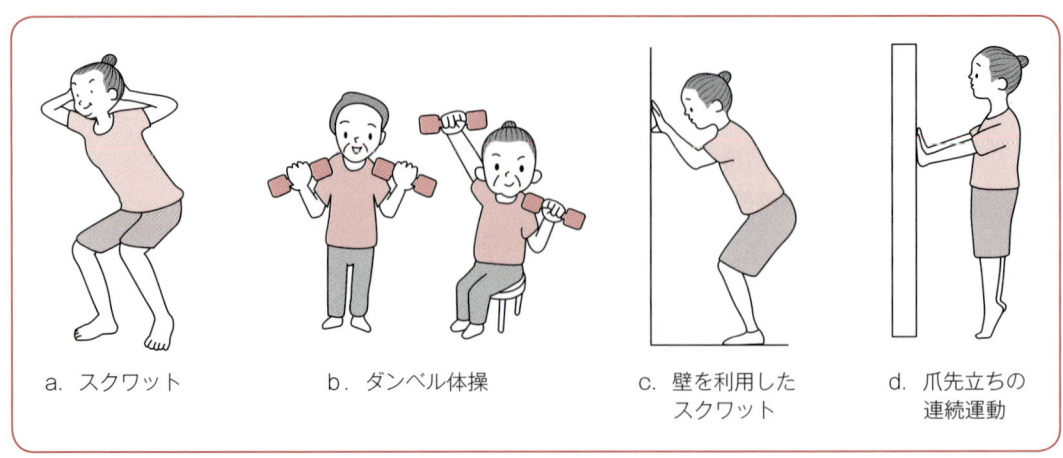

| a．スクワット | b．ダンベル体操 | c．壁を利用した
スクワット | d．爪先立ちの
連続運動 |

図2　レジスタンス運動の例

a❋看護介入

①日常生活での活動状況アセスメント．
②目標の再確認．
③体力増進のためのリハビリテーション（筋力・持久力訓練）を指導．
④家族へ，過干渉・過保護とならないよう指導．

b❋筋力・持久力向上のための訓練

　日常生活にもっとも関係している基礎体力は筋力と持久力である．

1）筋力・筋持久力向上のための「レジスタンス運動」（図2）

・患者の体力に合わせ，実践可能な運動を選択する．
・スクワットやダンベル体操など，標的とする筋肉に抵抗をかける動作を繰り返し
　行う運動を10〜15回程度の回数反復し，それを1〜3セット，無理のない範囲で
　行う．ゆっくり曲げて，ゆっくり伸ばすことを心がける．
・下肢の筋力増強法としては，椅子からの立ち上がり動作や，壁につかまった状態
　でのスクワット，爪先立ちの連続運動などが簡便で行いやすい．

2）全身持久力向上のための「有酸素運動」（図3）

・有酸素運動とは，リズミカルで長時間続けられる運動をいう．トレッドミルやエ
　ルゴメーターなどの機器を使用した運動，ウォーキングなど．
・なかでも長時間継続して歩くことで有酸素運動ができる手軽で安全な運動が
　ウォーキングである．歩数計を使用して自己管理することをすすめる．外出がむ
　ずかしい場合は，その場足踏みでもよい．

c❋簡便で特別な機器を必要としない運動強度の評価

　「Borg scale（主観的運動強度，rating of perceived exertion：RPE）」は，生体に
かかる運動負荷を運動者がどの程度の「きつさ」として感じているかを測定するも
ので，全身持久性の測定・評価および有酸素運動時における効果的な強度設定に際
して有用であると考えられている．「11．楽である」〜「13．ややきつい」程度を運

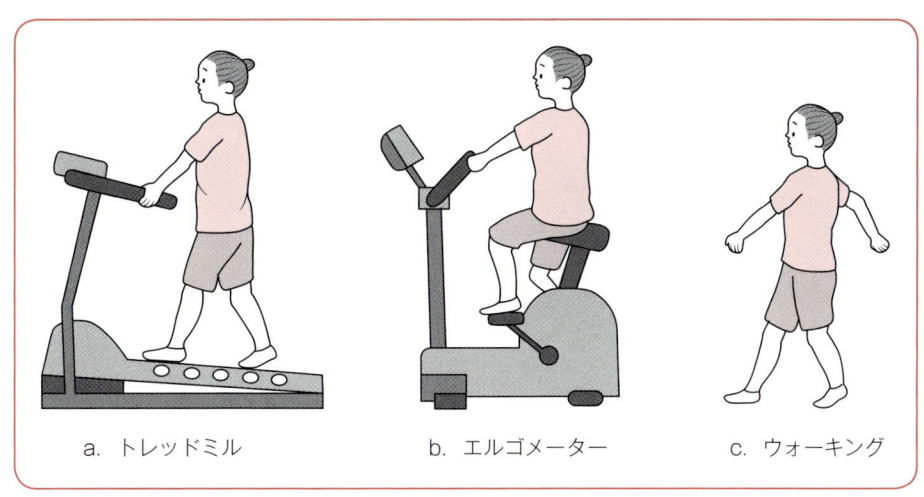

a. トレッドミル　　　　b. エルゴメーター　　　　c. ウォーキング

図3　有酸素運動の例

動の目安とする.

2. 症例①-2　体力低下

　60代, 女性. 急性骨髄性白血病（AML）. 寛解に入らず, 非寛解のままallo-HSCT施行後. 長期入院（トータル140日）. るい痩著明, 免疫抑制薬による手指の振戦あり. 移植前処置の開始前よりリハビリテーションを開始していたが, 退院直前まで歩行時は点滴架台がないとふらついていた.

　退院（移植後, 約day 40）時, 階段は見守りが必要, 立位での靴の着脱困難（片足でバランスを崩す）. 握力10～11 kgでペットボトルのフタの開閉には滑り止めのゴム使用していた. 退院後初めての外来受診時「家事は夫がしてくれる. 買い物は一緒に行くようにしている. 散歩をしてみたけど, もともと習慣がないから続かなかった. 今は自転車に乗って夕方10分くらい家の周りを走っている. シャンプーをすると疲れる, 息切れがするのよね」と話してきた. 息切れが起こりうる肺機能や心機能評価を行い, 臓器障害はないことは確認された.

a❋看護介入

①日常生活での活動状況のアセスメント.
②目標の再確認と, できていることを認める声かけ.
③体力増進のためのリハビリテーション（筋力・持久力訓練）を指導.
④上肢や肩の運動を忘れずに行うよう指導.

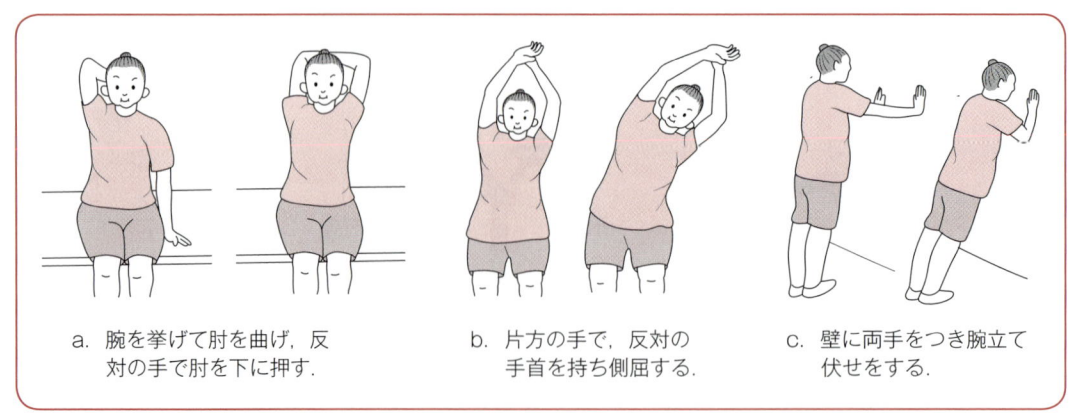

a. 腕を挙げて肘を曲げ，反対の手で肘を下に押す．

b. 片方の手で，反対の手首を持ち側屈する．

c. 壁に両手をつき腕立て伏せをする．

図4　上肢の筋力増強訓練の例

b◉上肢のリハビリテーション

　上肢の筋力増強訓練は軽視されがちだが，日常生活を考えると息切れを感じる動作として，入浴・更衣動作，家事動作がある．とくに上肢にかかわる動作時に息切れを自覚することが多いため，上肢の筋力は重要である．また，手指の運動も実施できるよう助言する．症例1-①の筋力・持久力向上のための訓練に加えて，指導していく必要がある（**図4**）．

3. 症例②　末梢神経障害

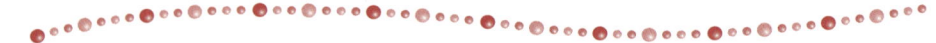

　40代，女性．非ホジキンリンパ腫（NHL）．R-CHOP療法施行後，allo-HSCT施行．R-CHOP療法施行時，ビンクリスチン（vincristine：VCR）による末梢神経障害グレード2を認め，移植後も「指先のしびれ感」「触れている感覚が鈍い」などの症状を認めていたため入院中は作業療法（手指ストレッチ，巧緻動作訓練など）を施行していた．外来受診時に「指先のしびれがなかなかとれなくて，財布から小銭を取り出すのに苦労する」「洗濯バサミが上手につまめない」との発言があった．

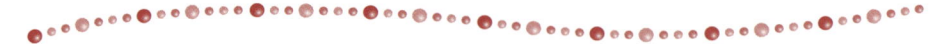

a◉看護介入

①日常生活上，支障をきたしている事柄に対しての支援（自助具の紹介や動作の工夫を指導するなど）．
②機能回復のための訓練．

b◉機能回復のための訓練

・手指のストレッチ

・ピンチ力（物をつまむ力）の低下など手指の筋力低下を認める場合，上肢遠位の

筋力増強訓練としては，肩関節90°屈曲，肘伸展位，すなわち上肢を前に水平に伸ばしての手指屈曲伸展（グーパー運動）が安全かついちばん簡便であり実践しやすい．

・巧緻動作訓練：趣味（書字，編み物など）を活かすとよい．

・末梢神経障害が高度の場合は，神経原性障害における高負荷の筋力増強訓練は逆効果になるので，症状の回復を期待しつつ拘縮予防を図り，手指使用によるコツの習得を促す．

4. 症例③　慢性GVHDによる皮膚硬化と関節可動域制限

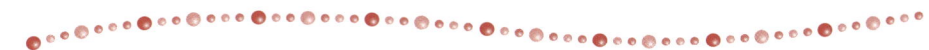

　30代，男性．急性骨髄性白血病（AML）．allo-HSCT施行後．移植2年後に皮膚慢性GVHDを発症．肘窩に萎縮性硬化性変化が出現，体幹・上腕に皮膚硬化と肘関節の屈曲・伸展，肩関節の屈曲ならびに水平屈曲・伸展に可動域制限を認めている．

a◉看護介入

①日常生活上，支障をきたしている事柄に対しての支援．
②保湿などのセルフケアを確認し，ストレッチ前にマッサージを行う．
③関節可動域改善のためのストレッチ．

b◉ストレッチ（ストレッチング）（図5）

　ストレッチの有用性には，①筋・腱・靱帯の柔軟性を高める，②関節可動域を大きくする，③末梢の血液循環をよくする，④心身をリラックスさせる，⑤運動神経-筋の働きをスムーズにする，⑥筋-知覚神経の働きをスムーズにする，などが挙げられている．

　呼気時は筋緊張を抑制し痛みも誘発しにくいので呼気に合わせて行う．深呼吸を繰り返しながらストレッチをかけ，10〜20秒間保持し，これを5〜10セット繰り返す．

　重要なのは，その患者がどのような動作でどのような困難を感じているのか，可動域制限に合わせたストレッチを行わなければ効果は得られにくい．

　本症例に必要なストレッチを以下に示す．

①肘関節の屈曲と伸展：最大に曲げた位置や伸ばした位置でストレッチを行う．

②肩関節の屈曲と水平屈曲・伸展：上腕部や胸部の皮膚硬化の影響で肩関節の動きが制限される．最大に上方に手を上げた位置や水平方向に曲げた位置，伸ばした位置でストレッチを行う．

③体幹の皮膚硬化が進行すると胸郭の動きが少なくなり，呼吸困難を生じる場合があるため，胸郭の側方のストレッチ，胸郭を広げるストレッチ，胸郭を回旋させるストレッチを行う．

筋骨格系が至適に機能するためにはすべての関節可動域が保たれていることが必要．関節可動域を制限するもっとも重要な因子は腱の柔軟性の低下であり，日常生活や運動を行ううえで障害となる．

必要なリハビリテーション…

1. 肘の屈曲と伸展：最大に曲げた位置や伸ばした位置でストレッチ．

2. 肩の屈曲と水平屈曲・伸展：上腕部や胸部の皮膚硬化の影響で肩の動きが制限．最大に上方に手を上げた位置や水平方向に曲げた位置，伸ばした位置でストレッチ．

3. 体幹の皮膚を硬いままにしておくと胸郭の動きが少なくなり，呼吸がしにくくなる場合がある．
   ➡ 胸郭の側方をストレッチ，胸郭を広げるストレッチ，胸郭を回旋させるストレッチ

図5　ストレッチ（ストレッチング）

5. 症例④　慢性GVHDによる呼吸困難

50代，男性．慢性骨髄性白血病（CML）．allo-HSCT施行．移植後11ヵ月に急激な呼吸困難感を認め，閉塞性細気管支炎（bronchiolitis obliterans：BO）と診断された．

a❉看護介入

①日常生活での活動状況をアセスメント．
②呼吸苦改善のための指導．
③生活のなかで，できるだけ呼吸困難感を増強させないための工夫と支持療法の実践．

b❉呼吸リハビリテーション

米国国立衛生研究所（NIH）の「慢性GVHD対策ガイドライン」において，呼吸リハビリテーションは肺慢性GVHDのサポーティブ・ケアとして推奨グレードC，エビデンスレベルⅢで，実施は任意であるが，患者の日常生活における苦痛症状をできる限り軽減するために実施することがのぞましい．

1）ストレッチ

呼吸筋の柔軟性を保つために呼吸筋のストレッチを行う（**図6**）．

2）呼吸法

息を吐くことを意識した呼吸法の練習を行う．口すぼめ呼吸は，口を小さくすぼめて息をゆっくり吐き，吐ききった後で鼻から息を吸う．吐く時間は吸う時間の3〜5倍かけて行う．1分間に10回程度のゆっくりとした呼吸を意識する．そのほ

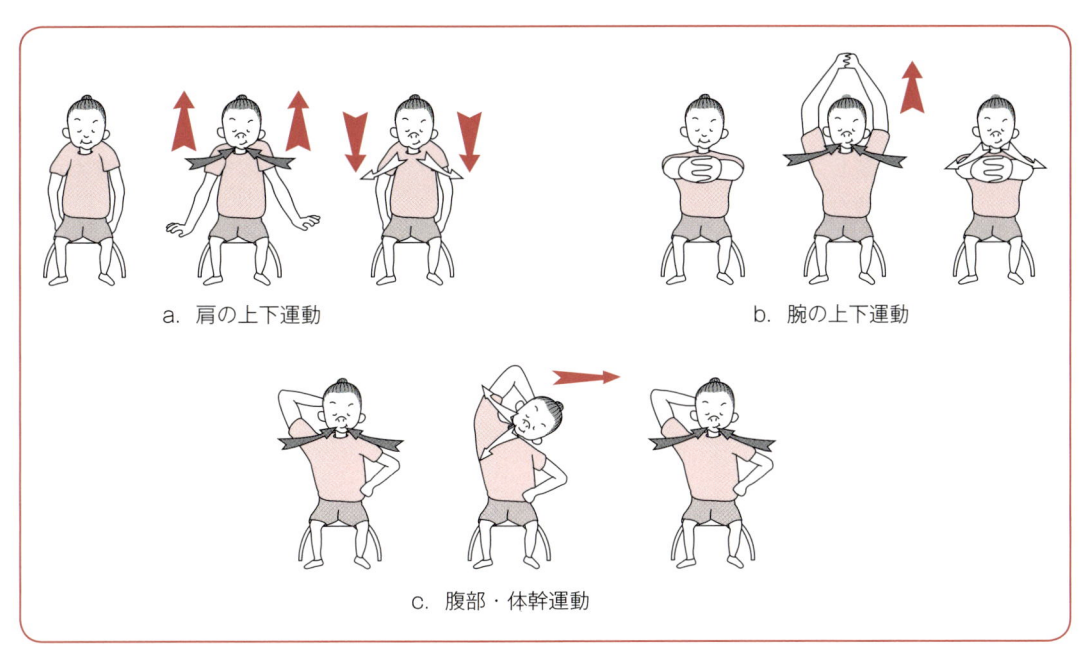

a. 肩の上下運動

b. 腕の上下運動

c. 腹部・体幹運動

図6　呼吸筋のストレッチ

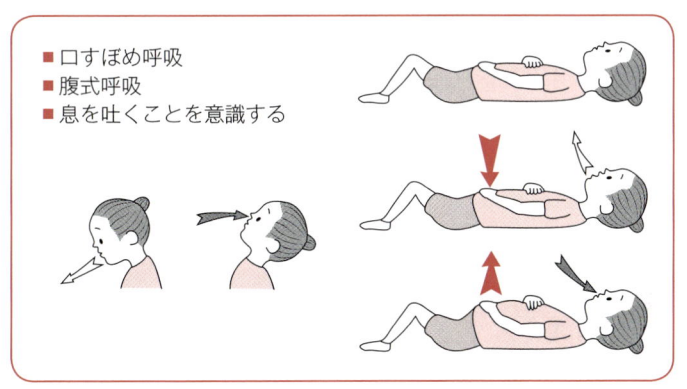

■ 口すぼめ呼吸
■ 腹式呼吸
■ 息を吐くことを意識する

図7　呼吸法

かにも，腹式呼吸や動作に合わせた呼吸などの練習を行う（**図7**）．

3）日常生活の工夫

　ADLには息苦しさを起こしやすい動作がある．息切れを少なく行うことができるような工夫点について指導する．どの動作にも共通するポイントを以下に示す．

①動作開始前に休んでしっかりと呼吸を行う．
②動作をゆっくり，呼吸に合わせて行う．
③動作と動作の間に休みを入れる．
④無駄な動作は省く，動作の方法を変えてみる．
⑤無理な姿勢を避けるため，椅子などを使用する．

4) 筋力増強訓練

　筋力が低下すると，同じ動作をしても必要な酸素量が増えるため息苦しさが増強する．呼吸を止めず，呼吸と合わせて行うことが重要である．呼吸ケアチームなどに相談し，助言を得ることも患者に情報やケアを提供するうえで有効だと考える．

c❋持久力訓練

　適切な運動の強度は，運動能力の測定検査結果によって決定することが望ましいが，検査ができない場合は，運動中の自覚としては「ややきつい」が30分間くらい続けられるという強度が目安となる．

6. 症例⑤　ステロイドミオパチー

　20代，女性．ホジキン病（HD）．allo-HSCT施行後．入院中にGVHD（皮膚 stage 4 腸管 stage 3）に対してメチルプレドニゾロンを使用し，その後プレドニゾロンを長期に投与．

　入院中に後ろから話しかけられ振り向いた時に転倒．理学療法士が再度筋力評価をしたところ，バランス能力低下，股関節周囲・足関節筋力低下からステロイドミオパチーの可能性を指摘された．上肢の筋力も弱く作業療法士も介入開始．その後，両膝のステロイド骨頭壊死を合併．自費で杖を購入し day 90 ごろに退院した．外来受診時に「自宅でも転んじゃった」と報告を受けたが，血液データに貧血などの異常は認められなかった．

a❋看護介入

> ①日常生活での活動状況をアセスメントと，自宅環境の確認と家族へ調整の依頼．
> ②車椅子や歩行器の使用を検討．
> ③どのような場合に転倒しやすいか具体的に伝え，転倒予防方法を指導．
> ④短期間での回復は困難であり，焦らずに筋力維持のリハビリテーションを続けるよう支援．

b❋筋力維持のための訓練

　ステロイドミオパチーの筋症状は，高用量のステロイドを1ヵ月以上服用している患者に多い[3]といわれている．また，ステロイド投与による骨粗鬆症のリスクもあり，転倒すると骨折のリスクも高くなることから注意が必要である．症状の原因が筋力低下が廃用症候群に伴うものかステロイドに伴うものかを見極め，ステロイドミオパチーであれば，筋力増強の運動ではなく，筋力維持を目標とする．筋肉痛が軽度出現する程度の負荷にとどめるように指導する．また，転倒しないように，安全の確保を考え，補助具，自助具の使用をすすめる．あわせて，一般的に骨折の

退院後の患者によくみられる機能障害

末梢神経障害，ステロイドミオパチー，慢性倦怠感，廃用症候群，皮膚硬化と関節可動域制限

外来受診時の観察

疼痛，しびれ・感覚障害，基本動作障害・歩行障害，下垂足，巧緻動作障害，近位筋筋力低下，関節拘縮，労作時の頻脈，呼吸困難

図8　LTFU外来でよくみられる症状とLTFU外来看護師の役割

リスクが高まることを念頭におき，過荷重は避け，転倒しないようにすること，転倒しないような住環境の整備が必要となる．家族へも，階段昇降などは介助をお願いするなどの説明と協力が必要となる．

D.　LTFU外来看護師の役割

1）機能障害

　退院後の患者によくみられる症状は末梢神経障害，ステロイドミオパチー，慢性倦怠感，廃用症候群，皮膚硬化，関節可動域制限などである（**図8**）．

2）外来受診時の観察

　疼痛，しびれ・感覚障害，基本動作障害・歩行障害，下垂足，巧緻動作障害，近位筋筋力低下，関節拘縮，労作時の頻脈，呼吸困難などを観察し，問診で生活動作の確認を行う．「関節可動域はどうか」「何に困難を感じているか」「代替えや対処はどうしているか」など丁寧に聞き取りをする（**図8**）．

3）リハビリテーション継続のために

　入院中に獲得した自己リハビリテーションが継続できているか，生活に合わせた目標が何かをもう一度一緒に確認し，動機づけを繰り返す．できていることを認め，結果が出るまで時間がかかること，焦らないで継続していくことを伝えていく．また，今その患者にとって自己リハビリテーションの内容が合っているのか判断していく．

　晩期合併症やGVHDの有無を確認しながら，患者自身が自分の身体や症状に関心をもち，セルフケアを遂行できるよう促す．その際，入院中に指導した，症状に応じたリハビリテーション実施とリスク管理を理解しているかの確認も行っていく．また，何らかの自助具や補助具が必要なのか検討することも大切である．日ごろから，介護用品や便利グッズなどにも関心をもっておくと，情報提供の際に役立つことが多い．

　入院中の積極的なリハビリテーション介入は患者の社会復帰の一助となっているが，慢性GVHDや臓器障害などにより長期的に生活上の困難さを感じる患者や社

会復帰を果たすまで年単位を要する患者もおり，退院後も継続的なリハビリテーションが必要な患者も少なくない．さまざまなことに着目する視点をもつこと，局所だけではなく全身をみる習慣をつけておくことも必要である．皮膚硬化は皮膚症状だけではなく，関節可動域はどうか，例えば背部はどうなっているかを観察したときに硬くなっていれば呼吸に影響していく可能性もある．このような視点をもつことで，リハビリテーションメニュー，必要なセルフケアの情報提供の内容が変わってくる．

　診療報酬上，がんリハビリテーション加算は入院中のがん患者が対象であり，ほとんどの患者が退院後にリハビリテーション科でのフォローが受けられないのが現状である．退院前にチームでカンファレンスを行い，リハビリテーションが継続可能な方法を考えていく必要がある．生活に支障をきたす症状を認めた場合には，専門的なリハビリテーションの必要性の有無をアセスメントし，リハビリテーション科の受診につなげていくことは看護師の役割であると考える．

文　献

1) Syrjala KL et al : Recovery after allogenic marrow transplantation : prospective study of predictors of long-term physical and psychosocial functioning. Bone Marrow Transplant **11** : 319-327, 1993
2) 日本がんリハビリテーション研究会（編）：がんのリハビリテーションベストプラクティス，p12，金原出版，2015
3) 上阪　等：ステロイドミオパチーの発生機序，診断と治療，BRAIN and NERVE **65** : 1375-1380，2013
4) 日本リハビリテーション医学会がんのリハビリテーションガイドライン策定委員会（編）：がんのリハビリテーションガイドライン，金原出版，2013
5) Müller EA : Influence of training and of inactivity on muscle strength, Arch Phys Med Rehabil **51** : 449-462, 1970
6) 石川愛子，辻　哲也：臓器移植　リハビリテーションの新たな挑戦　造血幹細胞移植とリハビリテーションの実際，臨床リハ **17** : 463-470，2008
7) 辻　哲也（編）：がんのリハビリテーションマニュアル，周術期から緩和ケアまで，医学書院，2011
8) 松嶋康之，蜂須賀研二：廃用症候群　定義・病態，総合リハ **41** : 257-262，2013
9) 上迫道代，辻　哲也：がんリハビリテーション，がん看護 **22** : 248-252，2017
10) 日本造血細胞移植学会（編）：チーム医療のための造血細胞移植ガイドブック，医薬ジャーナル社，2018

3 小児移植後患者特有の課題とケア

　同種造血細胞移植（allogeneic stem cell transplantation：allo-SCT）の治療成績は向上しつつあり，多数例の長期生存が期待できるようになった．一方で，全身放射線照射（total body irradiation：TBI）や大量化学療法で構成される前処置と慢性移植片対宿主病（graft-versus-host disease，慢性GVHD）による影響から，小児期に移植を受けた長期生存者におけるさまざまな問題[1]が明らかになっている．

　とくに乳幼児期に移植を受けた場合，TBIを用いない前処置であっても，その影響は甚大である[2]．

　移植後の人生を考える際に，成人と小児の相違を認識しておくことが重要である．すなわち，成人は完成された個体であり，小児は発達・発育途上にある未完成な個体である．つまり，小児に対しては，移植が成長に及ぼす影響を把握し対処する必要がある．進学，就職，結婚など人生の節目を経て，次の世代を担う社会人として自律できるようフォローし，支援することが求められている．

　移植を経験した小児のほとんどが多岐にわたる合併症（**表1**）を複数抱えている[3]．本項では小児にとって重要と考えられる課題に焦点を当てて解説する．

A. ライフサイクル，発達課題

　小児において移植治療は，治療後の身体的，心理的，社会的な状況やQOLに影響を与え，それはライフサイクルと発達課題にも関連してくる．そのため，看護師が発達段階やライフサイクル，発達課題について学ぶことは，対象理解やアセスメントをするうえで重要である．しかし，この段階や課題には個人差があり，対象者に応じた支援を考える必要がある[4]（**表2**）．

B. 小児特有の課題　〜症例を通して〜

　2歳のときに急性リンパ性白血病を発症し，化学療法により寛解を得られたが，再発したため第二寛解期（8歳）に骨髄移植を受けた症例（男性）の経過を**表3**に紹介する．ドナーはHLA一致同胞（姉）で，前処置はTBI 12Gy＋メルファランであった．

　この症例の経過が示すように，移植直後に問題がない場合でも経過とともにさまざまな合併症が出現することから，受診・検査を長期継続することが重要である．

表1 造血細胞移植後晩期合併症（小児）

内分泌	成長ホルモン分泌不全（低身長） 甲状腺機能異常 性腺機能異常（思春期遅発・早発，無月経，無精子症）
代　謝	メタボリック症候群 糖尿病
その他	呼吸機能低下 心筋障害 白内障，ドライアイ 難　聴 骨塩量減少，骨頭壊死 歯牙形成不全 難治性てんかん
二次がん	

表2 エリクソンの発達段階

発達段階	心理社会的危機	重要な対人関係	特　徴
第一段階 （乳児前期） 0～1歳	基本的信頼 対 基本的不信	母親やその代わり となる人物	基本的信頼とは，子どもが自分が困ったときには母親が必ず助けてくれるだろうという信頼感を獲得すること．不信とは信頼できないことへの不安を予期することである．
第二段階 （乳児後期） 1～3歳	自律性 対 恥，疑惑	両　親	自律性とは，意思の力で自己を統制すること．一方で，自分の意思を通そうとすると，親の意思（しつけ）とぶつかる．このしつけが過度に行われると子供は恥や自己疑惑を感じる．
第三段階 （幼児期） 3～6歳	自主性（自発性） 対 罪悪感	基本的家族	自主性とは，自分で活動を開始し，目的をもつこと．しかし，積極的に動くことは，同じような他者の積極的な動きと衝突し競争になる．このとき衝突しすぎると罪悪感を感じる．
第四段階 （学童期） 6～12歳	勤勉性 対 劣等感	近隣社会や学校	勤勉性とは，身体的，社会的，知的技能における能力を培い，学ぶ喜びをもって，困難な仕事に取り組み問題を解決していくこと．一方，能力において自分に失望すると劣等感を感じる．
第五段階 （青年期）	同一性 対 同一性の混乱	仲間集団と外集団 リーダーシップの モデル	同一性とは，自分とは何者かという問いに歴史的，社会的な定義を与えていくこと．自分の過去との連続性を断とうとすると自己意識が曖昧になる．また，他者との心理的距離のとり方に困難さを感じることでも同一性が混在する．
第六段階 （成人前期）	親密性 対 対立	友情，性愛，競争，協力の関係におけるパートナー	親密性とは，他者と性的，もしくは心的に親密な関係になること．親密な関係になるほど，自己が失われるような感じがするが，それでもそういった経験に身を投じて関係を作ること．一方，そのような経験を回避しようとすると孤独感を感じる．
第七段階 （成人後期）	生成継承性 対 停滞性	役割を分担する労働と家庭内での役割分担	生成継承性は，次世代を育て，世話するという仕事を遂行すること．一方，次世代や社会とかかわりのないところで自己満足のための行動は停滞や退廃を生んでいく．
第八段階 （老年期）	統合 対 絶望	人　類	統合とは，自分の唯一の人生を，あるべき人生だったとして受け入れていくこと．それは，自分の残すものを引き継ぐ次世代を深く信頼することでもある．一方，自己の人生が受け入れられないと，死への恐怖や絶望を感じる．

（ニューマンBM，ニューマンPR（著）：生涯発達心理学—エリクソンによる人間の一生とその可能性，福富　譲，伊藤恭子（訳），川島書店，1980より作成）

表3 第二寛解期（8歳）に骨髄移植を受けた症例の経過

10歳	身長124.3cm（－1.8SD）．移植後2年のスクリーニング評価で，肝酵素の軽度高値以外，甲状腺機能や成長ホルモン分泌に異常を認めなかった．
13歳	AST，ALTがさらに上昇傾向となったため，肝生検を行った．非アルコール性脂肪性肝炎と診断し，栄養指導，肝庇護薬による治療を開始した．
15歳	身長144.8cm（－3.3SD）
17歳	身長148.5cm（－3.8SD，最終身長）．原発性甲状腺機能低下症と診断し，甲状腺ホルモン補充療法を開始した．
18歳	耐糖能障害と診断し，経口血糖降下薬による治療を開始した．
19歳	高血圧に対して降圧薬投与を開始した．
20歳	脂質異常症に対して脂質異常症治療薬投与を開始した．
25歳	身長148.5cm，48.3kg，BMI21.9で，体型は体幹肥満である．日常生活に大きな支障がなく，飲食店に勤務している．

❝ C. 小児移植後患者の合併症 ❞

1. 内分泌合併症

　　成長や二次性徴に直接かかわる内分泌合併症は，小児にとってとくに重要な問題である．報告によってばらつきがあるとはいえ移植後合併症のなかでもっとも頻度が高く，前向きコホート研究によると，成長ホルモン（growth hormone：GH）分泌不全31%，甲状腺機能低下45%，性腺機能不全が女性で57%，男性で20%と報告されている[5]．

a❋成長障害

1）症　状

　　欧州血液骨髄移植学会（European Group for Blood and Marrow Transplantation：EBMT）からの報告によると，女性より男性が，また移植時の年齢が低年齢であるほど，最終身長が低くなることが明らかになった．放射線照射が最終身長に与える影響は大きく，頭蓋照射が行われた症例に移植前処置としてTBI単回照射が施行された場合，最終身長は著しく低かった．

2）成長ホルモンによる治療成績

　　TBIレジメンによる前処置で移植を施行されGH分泌不全と診断された症例について，GH補充例と非補充例を比較したところ，移植時年齢が10歳未満あるいは女性においてGH補充療法の効果が有意に良好であった．また，GH補充療法は二次がん発生率や原病再発率に影響を与えなかった[6]．

　　一方，GH補充療法により有意な効果が得られなかった[7]という報告もあることから，TBIによる骨そのものへの影響が存在すると考えるべきであり，GH分泌不全症例においてもGH補充療法の効果が得られない場合があることを認識しておく必要がある．

3）低身長への対応

　今日，バリアフリーの環境が整いつつあるとはいえ，著しい低身長（最終身長が男性で150cm未満，女性で140cm未満）の場合，生活環境への配慮が必要となる．また，低身長であることから受ける社会心理学的圧迫を無視できないことから，心理的サポートも重要である．

b☸甲状腺合併症

1）機能障害

　791例という多数例の検討[8]によると，原発性甲状腺機能低下症136例（代償性125例，非代償性11例），中枢性甲状腺機能低下症74例，詳細不明の甲状腺機能低下症28例を合計して甲状腺機能低下症が約3割にみられている．このほか，甲状腺機能亢進症が23例（3%），橋本病（慢性甲状腺炎）が4例であった．甲状腺機能低下症はTBIによる合併症として知られてきたが，このシリーズではTBIレジメンとブスルファン（BU）レジメンで甲状腺機能障害の頻度に差がなかった．また，移植時10歳未満の低年齢層に頻度が高かった．

2）甲状腺腫瘍の発生

　少数例とはいえ18例（2.3%）が甲状腺腫瘍を発症しており，全例TBIレジメンの症例であることは放射線被曝の影響の強さを示している．このうち11例の甲状腺機能は正常であった．13例が悪性腫瘍，5例が良性腫瘍で，甲状腺摘出術後全例生存している．

3）注意点

　移植後フォローにおいて定期的な甲状腺機能検査は必須項目である．移植直後に問題がなくても，フォロー中に異常に気づくことがある．また，全例が機能低下症になるわけでなく，甲状腺機能亢進症となる少数例が存在することに注意が必要である．甲状腺腫瘍を発生した症例の半数以上で甲状腺機能が正常であったと報告されており，甲状腺エコー検査など画像検査を適宜行う必要がある．

c☸性腺機能異常

1）症　状

　二次性徴発現の遅延，不全および不妊の原因となるだけでなく，通常であれば思春期に生じる成長スパートの欠落や，とくに女性の場合は骨粗鬆症の原因となる．

　BUレジメンにおいても，TBIレジメンと同程度，あるいはそれ以上に性腺への影響は避けがたい[9]．10歳未満（思春期前）に移植を受けた女性においては，10歳以上（思春期以降）と比較して卵巣機能が保たれる傾向がみられている．

2）対応策

　思春期以降の女性の場合，卵巣機能不全を疑えば，単に月経周期を得るためだけでなく，骨粗鬆症などの二次的合併症を回避するためにもホルモン補充療法が必要である．男性の場合は精巣ライディッヒ（Leydig）細胞がTBIやBUによる影響を受けるとはいえ，比較的その機能が保たれる傾向にあり，思春期を誘導するためのテストステロン補充療法は必要でないことが多い．

　また，とくに頭蓋照射施行症例において思春期早発症をきたすことがある．この場合，骨端線早期閉鎖のため最終身長が低くなる．身体症状や性腺ホルモン値から思春期早発症が疑われる場合，性腺刺激ホルモン分泌抑制治療を行う必要がある．移植前に思春期を迎えていない小児の場合，不妊は解決困難な課題である．性腺が成熟前であることから，治療開始前の精子保存や卵子保存の適応は現実的でない．しかし，最近になって卵巣組織を凍結保存する技術が開発された[10]ことから，小児を対象として卵子ではなく卵巣組織の保存が行われるようになっており，今後の発展が期待される．

2.　代謝合併症

　移植後耐糖能低下や脂質異常症など代謝障害に関心が寄せられている．これらの代謝合併症は移植後数年以上を経て出現することがある．

a❈糖尿病

　成人・小児併せて移植後2年以上経過した症例とその同胞を対象としたアンケート調査[11]によると，同胞と比較して患者が糖尿病を発症するリスクは有意に高かった．糖尿病と回答した患者群のうち肥満（$BMI \geqq 30\,kg/m^2$）は39.8%に留まった（糖尿病同胞の場合は75%が肥満であった）ことから，肥満でなくても糖尿病に注意が必要である．

b❈メタボリック症候群

　Taskinenらは小児期に移植を受けた症例の39%がメタボリック症候群で，肥満とは無関係であったと報告した[12]．つまり，移植後は肥満でなくてもメタボリック症候群の可能性を否定できない．

3.　認知機能・学習機能への影響

　移植後の認知機能に大きな低下がみられなかったという報告[13]がある一方，認知機能が低下し学習能力に影響を及ぼしたという報告もある[14]．また，3歳未満でTBIを併用する前処置を受けた場合，IQが有意に低下するという報告[15]がある．

4.　二次がん

　移植後経過とともに固形腫瘍の累積発症率が上昇し続けると報告されている[16]．骨髄異形成症候群，急性骨髄性白血病については，移植後10年以降の発症は観察されなかった．甲状腺がん発症のリスク因子として10歳未満の低年齢がもっとも影響が強く，このほか，放射線照射，女性，慢性移植片対宿主病（graft-versus-host disease，慢性GVHD）が挙げられている[17]．

　発がんに関与する喫煙を控えることや，日ごろから体調に注意することなど，生活指導が重要である．長期フォローアップを担当する医師は，気になる症状の訴えに対して積極的に精査を進めるべきである．

5. その他

a● 骨密度低下

1) リスク因子

移植後の骨密度低下が報告されている．リスク因子として，思春期以前の移植，思春期遅発，性腺ホルモン分泌不全，女性が挙げられている[18]．

2) 治　療

移植後骨粗鬆症に対してビスホスホネートが有効であったという報告[19]があることから，卵巣機能不全に対する女性ホルモン補充療法の効果が不十分な場合はビスホスホネート投与を考慮すべきであろう．腰椎と大腿骨の比較では，大腿骨のほうが骨密度低下が顕著で，ビスホスホネートの効果が得られにくいと報告されている．

b● 歯への影響

永久歯萌出前に移植を受けた場合，歯への影響は深刻である．永久歯の無形成，形成不全（矮小歯）が低年齢ほど高頻度にみられており，移植を受けた小児の50%以上になんらかの歯の異常が認められている[20]．現在のところ，有効な予防・対応策は報告されていない．

❝ D. 小児移植後患者のQOL ❞

QOLは移植後の総合評価と位置づけるべき指標である．さまざまな移植後合併症を抱えながらも，移植を受けた子どもたちのQOLは意外に損なわれていないという報告が多い．移植前にすでに低下しているQOLは前処置直後にさらに低下するとはいえ，移植後1年の経過で改善する傾向にある．3歳までに移植を受けた場合に認知能力が低下する可能性があるが，移植後3年までに行動・認知・社会生活は正常範囲に回復する．

小児白血病症例において移植群と非移植群を比較した研究[21]によると，両群のQOLに有意差を認めなかった．また，同胞との比較においても，学歴や身体的QOLに若干の低下がみられるにせよ，心理社会的評価は同等であった[22]．学歴や認知能力に影響を与える要因として母親の年齢，心理状態，家族関係が挙げられており，本人だけでなく母親をはじめ家族全体をケアする必要性が示唆されている．

Phippsらは，移植後の認知能力や学歴に対するリスク因子として非血縁者間移植，TBI，GVHDを挙げているが，これらよりも社会経済的要因の及ぼす影響が強かったと報告している[23]．

移植後QOLが比較的保たれているという結果の解釈には注意が必要であろう．QOLがそれほど損なわれていないからといって，移植後合併症対策がなおざりにされるようなことがあってはならない．

移植を経験することが精神的成長を促す場合があるという報告は朗報である[24]．移植がこころの発達にとって少しでも有意義な経験となるよう，医療者が患者・家族を支え導くことが求められる．

表4　移植の心理面への影響（移植時年齢別）

幼児期	・病院で生活することから刺激が限られるため，発達遅延の傾向がある． ・疾患そのものによる苦痛・医療行為への恐怖感から，発達のゆがみがみられる． ・不安感や自信のなさ．
学童期	・友達との比較における自己イメージの低下． ・有能感のもちにくさ． ・家族（とくに親）に対する申し訳なさ．
思春期	・自己イメージの低下と自信喪失． ・友達との違いの深刻さ． ・特殊な体験を周囲に理解してもらえないという疎外感．

E. 患児とその家族への心理面への影響と介入

1. 移植を受けた子どものこころ

　筆者らが経験した移植例について，移植時年齢別に移植の心理面への影響を**表4**にまとめた．年齢層によって影響が微妙に異なるが，家族を中心とする周囲の人間が本人を理解し支えることが対応策の基本である．幼児に対しては入院していたため経験できなかったことを体験させることで発達につなげることが必要で，学童・思春期など年長児においてはさまざまな活動を楽しみながら行えるようにすることで自信を回復できるよう配慮することが重要と考えられる．子どもは家族の心理状態を敏感に察知するとともに影響を受ける．すなわち，子どもの心を支えるためには，本人だけでなく家族全員を支えることが必要である．医療者は両親をはじめ家族全員の心理状態を把握し，寄り添いながら支えることを忘れてはならない．

2. 移植を受けた子どもをもつ家族のこころ

　移植を受けた子どもをもつ家族は，さまざまな思いでそれぞれの治療の意思決定を行い，闘病生活を乗り越えて退院する．退院できた喜び，こころの解放感と同時にスピリチュアルな側面も深まり，家族それぞれの平常を取り戻す生活が始まる．その反面，今度またいつ再発と宣告されるかわからないという不安にも脅かされながら常に検査データに一喜一憂する．退院後も社会生活を営むうえで常に周囲の理解を得ながら意思決定しなければならない．「普通の生活はいつできるのですか？」という家族のことばが家族の抱える気持ちの辛さを表している．また，移植治療が長期にわたった場合，夫婦の関係，きょうだいの関係，祖父母との関係などにも影響するため，家族の身体・精神状態，社会的状況について理解し家族の発達課題（**表5**）をふまえて情報を整理し家族の成長を見守ることも重要である[25]．医療者には，継続的なかかわりができるような情報共有の工夫と，多職種チームで連携を図る体制が求められる．

表5 家族の発達課題

家族の発達段階	特 徴
第一段階 家族の誕生	・互いに満足できる結婚生活を築く. ・調和のとれた親族ネットワークを築く. ・家族計画を立てる.
第二段階 出産家族 (年長児が2歳6ヵ月になる まで)	・子ども，母親，父親それぞれの発達ニーズを満たす. ・家族メンバーが新しい役割（例えば，父親，母親）を学習する. ・家族で役割の調整を行い，家族機能や家族関係を拡大する. ・家族計画を立てる.
第三段階 学齢前期の子どもをもつ家族 (年長児が2歳6ヵ月から 5歳になるまで)	・子どもが役割を取得できるように育てる. ・子どもの事故や健康障害を予防する. ・第一子のニーズを満たしながら，第二子のニーズを満たす. ・親役割と夫婦役割を調整する. ・親子関係を調整する（親の子離れ，子の親離れ）.
第四段階 学齢期の子どもをもつ家族 (年長児が6歳から13歳に なるまで)	・子どもの社会化. ・子どもが学業に励むように配慮する. ・円満な夫婦関係の維持. ・子どもが親から分離できるように促す.
第五段階 10歳代の子どものいる家族	・子どもの自由や責任を認める. ・子どもを巣立たせる準備をする. ・家族の統合を徐々に緩め，子どもを解き放していく. ・両親と子どもとの間に開放的なコミュニケーションを確立する.
第六段階 新たな出発の時期にある家族 (第一子が家庭を巣立って から末子が巣立つまで)	・第一子の巣立ちを援助する. ・その他の子どもが巣立つのを準備する. ・子どもの結婚により新しい家族員を迎え，家族を拡張する. ・子ども夫婦のライフスタイルや価値観を認める. ・夫婦の役割を調整し再確立する.
第七段階 壮年期の家族 (空き巣から退職まで)	・成長した子どもと関係を再定義しながら子どもから独立することに取り組む. ・健康的な環境を整える. ・年老いた両親や孫と有意義な関係を維持する. ・夫婦関係を強固なものにする.
第八段階 退職後の高齢者家族 (配偶者の退職から死まで)	・満足できる生活状態を維持する. ・減少した収入での生活に適応していく. ・夫婦関係を維持する. ・配偶者の喪失に適応する. ・家族の絆を統合させたものとして維持する. ・人生を振り返り自分の存在の意味を見出す.

(中野綾美：家族発達に関する考え方. 家族エンパワーメントをもたらす看護実践（野嶋佐由美監），p 105，へるす出版，2005より作成)

3. きょうだいへの支援

きょうだいは家族の関心が患者に集中することで，疎外感を感じ自分の思いを素直に表出することを我慢したり，閉じ込めたりと孤独になりがちである．親はきょうだいの様子の変化に通院後になって気づくことが多い．一方で，患者にとってはきょうだいにしかいえない悩みを相談するといった心理社会面において，良きサポーターとなることもある．入院中から可能な限り患者の家族状況もアセスメントし，家族内の関係性を良好に保てるようきょうだいへの支援も必要となる.

4. 同胞間移植を行った場合のドナー・親の心理社会的影響

　同胞間移植のドナーとなったきょうだいには，ドナーになったという経験がポジティブな心理的影響をもたらす傾向がみられた．しかしその一方で，移植前後では，骨髄採取術に対する恐怖心，意思決定時の抵抗感などが散見され，移植が成功しなかった場合には，ドナーに対し罪責感が生じていた．また，親の関心は移植を受ける病児に向けられており，ドナーになるきょうだいに十分配慮する心理的余裕がない場合が多かった．

　ゆえに，きょうだいがドナーに選定される可能性が生じた準備段階から，きょうだいへの直接的サポートや親にきょうだいへの配慮を促すことで間接的サポートを行うことが重要と考えられる．白血病の弟に兄がドナーとなって骨髄を提供することがテーマの童話『金色のクジラ』（ひくまの出版，1990）は，ドナーとなる兄の一人称で語られており，ドナーの心理を知るための参考図書として推薦する．

F. AYA世代の課題

　思春期・若年成人（adolescent and young adult：AYA）世代は，患者のアイデンティティの成熟に応じて，「患者-家族-医療者-社会」との関係を迅速かつ有効に対応できる体制が必要である．AYA世代の悩み（**表6**）からも「今後の自分の将来のこと」「仕事のこと」「経済的なこと」が上位を占めている[26]．実際に長期フォローアップ受診患者からも「デスクワークしかできないが，給料が安くても自分の好きなことができるのなら働きたい」という声を聞く．AYA世代は，生物学的・精神的・社会的発達の段階であり，個々の悩みは多種多様である．それぞれのライフイベントと向き合いながら病気と付き合っていくため，とくに心理社会的な支援は長期的に重要である．実際に自宅に戻り生活を始めてから，不安がないのか確認を行い，チャレンジする気持ちを尊重し，最善策を考える支援が重要である．また，小児・思春期から成人期になる段階では，トランジションして自己コントロールできるための支援が必要になる．移植後の長期フォローアップは，地域の医療機関，クリニック，企業の健康管理センターの産業医などの医師との連携も患者サポートするうえで重要であり，情報共有のツールとして造血細胞移植患者手帳の活用は今後の課題といえる．

　AYA世代患者の「気がかり」は男女によって違いがある．造血細胞移植を選択した入院中のAYA世代の「気がかり」を，筆者らが症例を振り返り検討した結果では，男女共に入院中は「身体的な苦痛」が多く，次いで「治療について」の不安が強かった．退院が近づくに連れて，男性患者は「仕事への復帰」「就職活動」「進学」「進級」「学業」について，女性患者は，「容姿」についての発言が多く聴かれた．男性患者は，親からの自立や家族を養うことを考え自分の将来につながる仕事や学業，経済的なことを挙げている．女性患者にとっては，容姿の変化が就職活動や復学に向けてはじめの第一歩を踏み出せない要因となっている．AYA世代にお

表6　AYA世代がん患者，がん経験者，健康AYAの悩み：上位10項目

順 位	治療中のがん患者 (n=207)	がん経験者 (n=136)	健康AYA (n=200)
1	今後の自分の将来のこと	今後の自分の将来のこと	今後の自分の将来のこと
2	仕事のこと	不妊治療や生殖機能に関する問題	仕事のこと
3	経済的なこと	仕事のこと	経済的なこと
4	診断・治療のこと	後遺症・合併症のこと	健康のこと
5	不妊治療や生殖機能に関する問題	体力の維持・または運動すること	学業のこと
6	家族の将来のこと	がんの遺伝の可能性について	家族・友人など周囲の人との関係のこと
7	後遺症・合併症のこと	結婚のこと	体力の維持，または運動すること
8	生き方・死に方	生き方・死に方	容姿のこと
9	容姿のこと	容姿のこと	家族の将来のこと
10	がんの遺伝の可能性について	経済的なこと	自分らしさ

＊AYA世代は15〜39歳と定義した.
＊「がん患者」は調査時に医療機関においてがん治療中もしくはがん治療を終了して1年以内の人，「がん経験者」はがん治療を終了して1年以上が経過した人，「健康AYA」はがん罹患経験のない人.
＊がん患者，がん経験者には，「その他」を含む23項目より上位5項目を選択. 健康AYAはがん患者・がん経験者の選択項目より疾患・治療に関する5項目を除く18項目のうち上位5項目を選択. 各項目の選択度数の多い順に表を作成した.
（総合的な思春期・若年成人世代のがん対策のあり方に関する研究班（編）：医療従事者が知っておきたいAYA世代がんサポートガイド，金原出版，2018より引用）

　いては性差も配慮し社会復帰に向けて支援することが重要である.
　大阪母子医療センター（小児病棟）の経験から，「AYA世代における入院中の困り事」として以下が挙げられる.

①身体的な苦痛を素直に訴えられない.
②ボディイメージの変容.
③コミュニケーション.
④感情コントロール.
⑤食行動と栄養.
⑥病室・環境になじめない.
⑦学業の継続，学習場所の確保.
⑧筋力低下.

1. AYA世代における看護の観点

　　AYA世代の看護は，一般成人と比較して特別な配慮を必要としている．それは，人生を歩む中でこころを豊かにする経験やイベントが「これから始まる」「今がその時期」の世代を対象としているからである．そのため，自分の夢や希望が予想していなかった病気によって停滞したように感じ，また，日常生活においても世間から取り残されたような感情を抱き「孤立」してしまう傾向がある．看護師は，患者の声に真摯に耳を傾けその影響を軽くするよう，患者会などと協働していくことが望まれる．

2. 長期フォローアップの必要性

　　移植後の心理学的影響，QOLと機能への影響，社会性の影響など多くの問題・課題が調査されている[27-29]．病名や治療の選択，決定において親の意思決定が優先される小児期に移植を受けた場合には，自分の病気や治療の内容，将来起こるかもしれない晩期合併症についての知識が不十分なまま経過していることもある．その場合，成長，発達のタイミングを見極めて移植を受けた本人へ説明し，本人が理解・納得して自分自身のセルフケアができるようにサポートしていくことが必要になる．とくに，入学，卒業，就職，転職，結婚・出産などライフイベントの節目に時間をとって話を聴く，患者の信頼する看護師がかかわるなど対象者の状況を判断し，介入していくことが必要である．看護師は，心的外傷後成長（post traumatic growth：PTG）についても認識を深め，ひとりの「患者」として介入するとともに，社会の中で生きていくことの意味を見出せるよう，ひとりの「人」として尊重し認める姿勢でサポートすることが重要である．

G. 長期フォローアップ

1. 長期フォローアップ外来の実際

　　移植後晩期合併症は多岐にわたることから，移植医（小児血液・腫瘍医）が単独でフォローアップを行うことには無理がある．関連分野の専門医が参加するフォローアップチームを組織し，意思統一を図りながら集学的医療としてフォローアップを担うべきである．参考までに，大阪母子医療センターでのLTFU外来の実際を紹介する（**図1**）．

　　まず，担当医が治療サマリーを作成し，症例の合併症リスクを関係者が共有できるようにする．月1回開催している多職種合同カンファレンスで，診察・検査結果による総合評価を行い，以後の方針について話し合っている．その時点で介入を必要としない症例も，将来合併症が出現するリスクを否定できないことから，年1回のLTFU外来受診を継続するよう指導している．

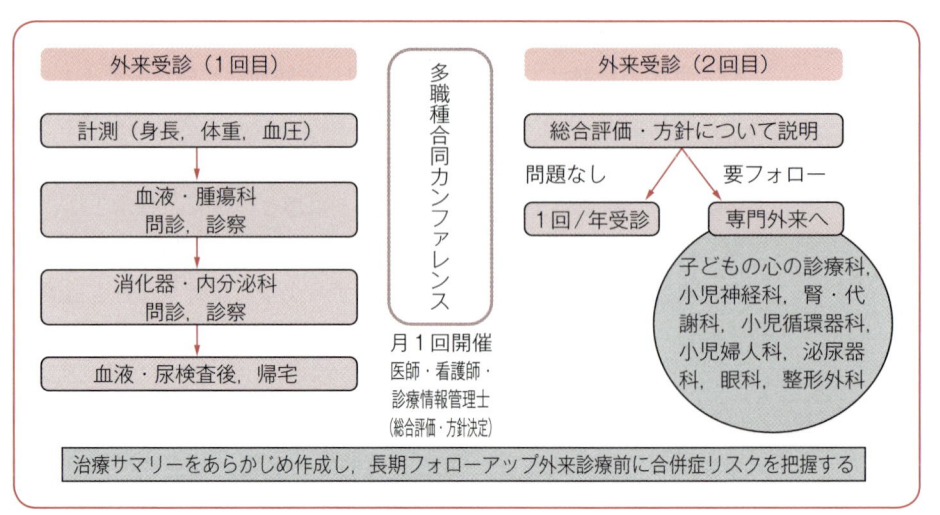

図1　長期フォローアップ外来（大阪母子医療センター）

2. 長期フォローアップ外来の課題

a◎検査項目の設定

　総合評価を充実させるためには，画像検査を含む多数項目の検査が必要である．しかし，費用などのために必須項目に絞らざるを得ない場合がある．必須項目を定めたうえで，本人・家族と相談しながら追加する検査を個別に判断することも方法の1つと考えられる．

b◎小児科から内科への移行（トランジション）

　子どもたちはやがて成人となる．成人診療科へトランジションする適切な時期については，一律に決めることはむずかしく，個々の症例ごとに判断せざるを得ない．

　トランジションの検討に際しては，移植・フォローアップ情報を記載したノートを活用すべきである．日本造血細胞移植学会は造血細胞移植患者手帳を作成し，移植施設から患者に手渡すことになっている．本人にもたせることで体調に留意する自覚を促すとともに，初めて受診する医療機関にも確実な情報伝達が可能となる．

　成人診療科へのトランジションを含めたフォローアップ体制は，小児期に移植を受けた長期生存者を支えるための基盤である．

　Culpitらは小児期に移植を受けた25歳の男女を事例として呈示し，晩期合併症や成人診療科へのトランジションについて解説している[30]．段階的にトランジションを進めることが推奨されており，専門ケア提供者配備，個別ケア計画立案，トランジション計画作成，保険適用（医療費）の把握に加えて，小児科と成人診療科が緊密なコミュニケーションを継続することの重要性を指摘している．

　移植後合併症を抱えながら長い人生を歩む子どもたちにとって，成人し自律できることが社会人となる第一歩である．就職支援の重要性はもとより，社会が彼らを温かく迎え入れることができるよう働きかけることも移植に携わる関係者の責務であろう．

文 献

1) 石田也寸志：造血幹細胞移植後の晩期合併症と QOL．日小児血がん会誌**53**: 231-238, 2016

2) Allewelt H et al : Late effects after umbilical cord blood transplantation in very young children after busulfan-based, myeloablative conditioning. Biol Blood Marrow Transplant **22** : 1627-1635, 2016

3) Armenian SH et al : Long-term health-related outcomes in survivors of childhood cancer treated with HSCT versus conventional therapy : a report from the Bone Marrow Transplant Survivor Study（BMTSS）and Childhood Cancer Survivor Study（CCSS）. Blood **118** : 1413-1420, 2011

4) 岡本依子ほか：エピソードで学ぶ乳幼児の発達心理学─関係のなかでそだつ子どもたち─，新曜社，2004

5) Leung W et al : A prospective cohort study of late sequelae of pediatric allogeneic hematopoietic stem cell transplantation. Medicine **86** : 215-224, 2007

6) Sanders JE et al : Final adult height of patients who received hemato- poietic cell transplantation in childhood. Blood **105** : 1348-1354, 2005

7) Chemaitilly W et al : Final height in pediatric patients after hyperfractionated total body irradiation and stem cell transplantation. Bone Marrow Transplant **40** : 29-35, 2007

8) Sanders JE et al : Thyroid function following hematopoietic cell transplantation in children : 30 years' experience. Blood **113** : 306-308, 2009

9) Sanders JE : Growth and development after hematopoietic cell transplant in children. Bone Marrow Transplant **41** : 223-227, 2008

10) Donnez J et al : Livebirth after orthotopic transplantation of cryopreserved ovarian tissue. Lancet **364** : 1405-1410, 2004

11) Baker KS et al : Diabetes, hypertension, and cardiovascular events in survivors of hematopoietic cell transplantation : a report from the bone marrow transplantation survivor study. Blood **109** : 1765-1772, 2007

12) Taskinen M et al : Impaired glucose tolerance and dyslipidaemia as late effects after bone-marrow transplantation in childhood. Lancet **356** : 993-997, 2000

13) Phipps S et al : Cognitive and academic consequences of stem-cell transplantation in children. J Clin Oncol **26** : 2027-2033, 2008

14) Lajiness-O'Neil R et al : Alteration in memory and impact on academic outcome in children following allogenic hematopoietic cell transplantation. Arch Clin Neuropsychol **30** : 657-669, 2015

15) Willard VW et al : Cognitive outcome after pediatric stem-cell transplantation : impact of age and total-body irradiation. J Clin Oncol **32** : 3982-3988, 2014

16) Baker KS et al : New malignancies after blood or marrow stem-cell transplantation in children and adults : incidence and risk factors. J Clin Oncol **21** : 1352-1358, 2003

17) Cohen A et al : Risk for secondary thyroid carcinoma after hematopoietic stem cell transplantation : an EBMT Late Effects Working Party Study. J Clin Oncol **25** : 2449-2454, 2007

18) Taskinen M et al : Risk factors for reduced areal bone mineral density in young adults with stem cell transplantation in childhood. Pediatr Transplant **10** : 90-97, 2006

19) Yao S et al : High prevalence of early-onset osteopenia/osteoporosis after allogeneic stem cell transplantation and improvement after bisphosphonate therapy. Bone Marrow Transplant **41** : 393-398, 2008

20) Hölttä P et al : Agenesis and microdontia of permanent teeth as late adverse effects after stem

cell transplantation in young children. Cancer **103** : 181-190, 2005

21）Michel G et al : Health status and quality of life in long-term survivors of childhood leukaemia : the impact of haematopoietic stem cell transplantation. Bone Marrow Transplant **40** : 897-904, 2007

22）Barrera M, Atenafu E : Cognitive, educational, psychosocial adjustment and quality of life of children who survive hematopoietic SCT and their siblings. Bone Marrow Transplant **42** : 15-21, 2008

23）Phipps S et al : Cognitive and academic consequences of stem-cell transplantation in children. J Clin Oncol **26** : 2027-2033, 2008

24）Kamibeppu K et al : Mental health among young adult survivors of childhood cancer and their siblings including posttraumatic growth. J Cancer Surviv **4** : 303-312, 2010

25）日本造血細胞移植学会（編）：同種造血細胞移植後フォローアップ看護，南江堂，2014

26）総合的な思春期・若年成人世代のがん対策のあり方に関する研究班（編）：医療従事者が知っておきたいAYA世代がんサポートガイド，金原出版，2018

27）奈良間美保：小児の成長・発達. 小児看護学概論 小児臨床看護総論，第12版（奈良間美保ほか編），p30, 医学書院，2013

28）大崎富士代ほか：小児造血幹細胞移植患者とその家族の移植決定に対する思いと移植後に抱える問題. 木村看護教育振興財団看護研究集録**10**：25-36, 2003

29）石田也寸志：小児がん経験者の長期フォローアップ. 日小児血液会誌**22**：144-155, 2008

30）Cupit MC et al : Childhood to adult transition and long-term follow-up after blood and marrow transplantation. Bone Marrow Transplant **51** : 176-181, 2016

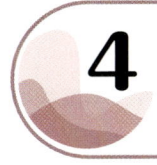

4 移植後長期フォローアップにおける がんサバイバーシップの支援

A. 移植後患者とがんサバイバーシップ

1. 移植後患者とQOL

　移植後は臓器障害や合併症などの問題は必発で，同種移植後のQOLはさまざまな要因による影響を受ける．とくにGVHD，前処置レジメンの種類，年齢が若いこと，社会的サポートが少ないこと，移植前の心理的問題は，移植後のQOL低下因子と報告されている[1]．なかでもGVHDは移植後のQOL低下の主要な影響因子とされ，NIH分類で重症度が高いほどQOLは低くなる[2,3]．GVHDの有無は就労・就学にも関連して移植後のQOLに影響するとの報告もある[2,4,5]．長期化する慢性GVHDは骨髄移植よりも末梢血幹細胞移植において高頻度で[5]，両者の成績を長期フォローした調査からも，末梢血幹細胞移植は移植後QOL低下のハイリスクであることが示されている[6]．

　また，移植後長期にわたりQOLに影響する要因として，心理的適応や記憶障害，情緒的ストレス，自尊感情，人生への満足感などがある[7]．心的外傷後成長（post traumatic growth : PTG）やresponse shiftなど，移植後のポジティブな心理的変化を示す報告もある[8-10]．

　移植後患者のQOLの維持・向上においては，長期にわたる晩期障害のマネジメントとセルフケアを基盤としたサバイバーシップ支援が必要である．身体・心理・社会的側面のがんサバイバーシップ支援がされることは，移植後患者がいかに自分なりのQOLを保ち，自分の人生を大切に過ごすか，という点で重要な意味をもつ．

2. がんサバイバーシップの考え方[11]

　がんサバイバーシップの概念は，米国がんサバイバーシップ連合（National Coalition for Cancer Survivorship : NCCS）による『がんサバイバーシップとは，長期生存を意味するものではなく，がんという疾患や治療効果の有無ということを越えて，がんと診断されたときから人生の最期までがん生存者であり続けるという新しいがん生存の概念である』という理念で理解されていることが多い．「5年生存率」や「10年生存率」など治療後の生存期間で区切られた治療成果にとらわれず，病気があったとしてもその人なりの生き方や過ごし方を大切にできるよう「がんとともに生きる」こと，そのものが「がんサバイバーシップ」の基盤となっているといえる．近年では，理念としてはこの考え方を基盤とし，がんサバイバーシップケアの対象としては，がん治療を終えるか，初期治療が一段落し，維持療法を継

続しながら寛解状態を維持しているがん体験者とするガイドラインや研究報告もある.

　がんの治療後をどう生き抜くか，ということは重要なトピックになり，治療後の「がんサバイバーシップ」や「がんサバイバーシップケアプラン」のガイドラインなどが注目されるようになっている．がんサバイバーシップに関するガイドライン「Survivorship ver.2. 2017年版」[12]を公開しているNCCN（National Comprehensive Cancer Network）によると，その定義は『がんと診断されたそのときから，その人自身の人生全体を通して，その個人はがんサバイバーとして考慮される．家族や友人，care giverもまた，がんの影響を受ける人たちである．ガイドラインでは，成人がん患者への診断や治療の影響に焦点をあて，健康全般，身体的・心理的状態，健康行動，専門的・個人的社会役割機能，セクシュアリティ，経済的問題などへの影響の可能性についても含めている』と説明されている．このガイドラインの項目は大きく「全般的なサバイバーシップの原則」「晩期障害／長期間にわたる心理社会的・身体的問題」「予防的健康管理」の3つに分けられる．がんの診断を受けて，治療を受けている最中でも，治療が終了した後でも，がんそのものやがんの治療による影響が予測される身体・心理・社会的問題について患者・家族に情報提供し，必要に応じて長期的にフォローアップしていくべき項目が挙げられている．がんサバイバーシップ支援では，がんの診断や治療に関連して，その人の人生全体で起こりうるさまざまな問題への対処を考え，支えることが求められている．

3. 移植治療のその後を生きるということ

　早期診断が可能になり，また，治療技術も進歩・発展し，がんとともに生きる期間は長くなっている．診断から治療までの期間よりも，治療を乗り越え，維持療法や症状コントロールを続け，治療後退院してからの期間は長く，がんとのつきあいはさまざまな形で続く．移植患者が，血液がんなどの診断を受け，治療を選択し，病気とともに生きるうえでは，患者自身の「力」が必要である．自分自身に起こっていることを知り，理解し，これから生じることを受け止めながら対処していく力である．

　診断直後には突然で急激な自分に起こった出来事を受け止めながら重要な意思決定を行い，移植を受け，移植後もフォローアップを続けながら日常生活や社会生活を維持し自分の人生を大切に歩むために，自分自身を護り支える「セルフアドボカシー」の力は移植患者にとってとても重要である．「セルフアドボカシー」の具体的な内容としては，米国でがん患者への心理教育の1つとして開発，公開されている「Cancer Survival Toolbox」[13]が役立つ．そこでは，「コミュニケーション」「情報収集」「意思決定」「問題解決」「交渉」「自分の権利を大切に立ち向かう」「初めて診断された人のための第一歩」の7つが基本スキルとして紹介されている（**表1**）．

表1 NCCSのCancer Survival Toolboxの概要

コミュニケーション communicating	コミュニケーションとは，自分の考えや感じたことを他の人にはっきりと知らせること，そして他の人の考えや感じたことを学ぶことを意味する．
情報収集 finding information	自分のがんの種類とその治療法を理解するのに役立つ情報を検索するために，利用できるさまざまなリソースの多くを使用する方法について知り，活用する．
意思決定 making decisions	意思決定の仕方，意思決定のスタイルがどのように機能するか，または改善されるか，そしてがん治療について決定することの長所と短所を比較検討する方法を特定する力を身に付ける．
問題解決 solving problems	自分の生活や日常の活動における困難な状況を解決するために必要なステップを特定して従う方法について理解する．
交　渉 nagotiating	交渉することは，その人が可能な限り最高の生活の質を得るために必要なものを手に入れることができるように，その人のヘルスケアにかかわる人々と話すことにつながる．
自分の権利を大切に立ち向かう standing up for your rights	自分の権利に立ち向かうことは，自分の利益のために積極的に何かをすることを学ぶことを意味する． これは自己擁護としても知られている．
初めて診断された人のための 第一歩 first step for the newly diagnosed	がんと診断された後の最初の数日と数週間で集められる必要がある情報となされる必要がある決定について知る． がんの診断によって課せられる可能性のある課題をうまく解決するための最初の一歩を踏み出すための実用的なガイドラインを提供する．

(NCCS：Cancer Survival Toolbox〈https://www.canceradvocacy.org/resources/cancer-survival-toolbox/〉(最終アクセス2019年8月）より作成)

B. 移植後患者のがんサバイバーシップに関する問題・課題

　移植後患者の問題・課題については，がん治療後の患者全般において注意するべき事項を取り上げつつ，移植後経過の特性をふまえて考慮する必要がある．ここでは，NCCNガイドライン「Survivorship ver.2. 2017年版」[12]で取り上げられている項目（**表2**），および日本造血細胞移植学会編「造血細胞移植学会ガイドライン第4巻」[14]をふまえ，移植後患者のがんサバイバーシップに関する問題・課題について述べる．

1. 晩期障害/長期間にわたる身体的問題
a◈心機能障害

　NCCNガイドラインで項目に挙げられている「アントラサイクリン系抗がん薬投与後の心機能障害」は血液がん患者の場合は注意が必要である．寛解導入療法のときからアントラサイクリン系抗がん薬を使用している患者は多く，累積投与量が限界に近い場合もある．また，胸部領域の放射線照射歴，心血管系の問題の既往などもリスク因子となるため，定期的に評価を行うと同時に患者自身にも自覚症状に注意し，生活指導（運動，食事，体重維持，禁煙など）を行っておくことが必要である．自覚症状や肥満などの体形の変化なく，心血管系の問題が進行していること

表2　NCCNガイドラインver.2. 2017年版の概要

項　目		スクリーニング・アセスメントなどの概要
全般的ながんサバイバーシップの原則	定義やガイドラインの考え方	◦がんと診断されたそのときから，その人自身の人生全体を通して，その個人はがんサバイバーとして考慮される．家族や友人，care giverもまた，がんの影響を受ける人たちである． ◦ガイドラインでは，成人がん患者への診断や治療の影響に焦点を当て，健康全般，身体的・心理的状態，健康行動，専門的・個人的社会役割機能，セクシュアリティ，経済的問題などへの影響の可能性についても含めている．
	経時的にアセスメントする項目	◦二次がんのスクリーニング： 　・遺伝的素因・家族性要因などを考慮したハイリスク腫瘍（乳がん，卵巣がん，大腸がんなど） 　・喫煙・受動喫煙などの環境からの曝露因子 　・がん治療（放射線治療，抗がん薬治療，その他の薬剤）による影響 ◦がん罹患歴のある患者にかかわる医療者が観察しておく必要がある事項： 　全身状態や生じた症状をアセスメントするとき考慮すること 　・現在の原疾患の状態，身体機能的状態（PS） 　・薬剤の投与状況（OTC薬品やサプリメントも含む） 　・合併症（体重変化，喫煙歴，飲酒歴なども含む） 　・がんの治療歴，家族歴，心理社会的要因
晩期障害／長期間にわたる心理社会的・身体的問題	アントラサイクリン系抗がん薬投与後の心機能障害	◦心不全徴候・症状のアセスメント ◦日常生活の変化 ◦心不全のリスク因子評価（高血圧，脂質異常，糖尿病，家族歴，アントラサイクリン系抗がん薬の累積投与量，心駆出率，その他の不整脈・心疾患，喫煙，肥満） ◦薬剤投与歴，飲酒量 ◦がんの罹患・治療歴
	不安，抑うつ，気分障害	◦コントロールが困難な不安や心配事の影響の有無（気持ちが休まらない，疲れやすい，集中力の低下や忘れっぽさ，苛立ち，筋緊張，睡眠障害など） ◦突然の恐怖感や極度の不快感による影響の有無（動悸，発汗，震え，息切れ・呼吸困難，胸痛・胸部不快，吐き気・腹部の違和感，めまい・ふらつき，冷え・ほてり，感覚異常，現実的でない気分，コントロールを失う恐怖感，死の恐怖） ◦心的外傷後ストレス障害（PTSD）に関連する症状の有無（フラッシュバックのような再体験，過去を思い起こすことへの拒否感，ネガティブな感情，過覚醒） ◦うつ症状の有無（抑うつ・悲しみ・虚無感・希望のなさ，無関心・活動低下，体重変化，睡眠障害，活力欠如，無価値感・罪悪感，集中力の低下，希死念慮）
	認知機能障害	◦神経学的異常の有無 ◦脳神経系の疾患やがんの転移 ◦発症時期や症状の起こり方 ◦年齢的なリスク因子の考慮 ◦これまでの経過・がんの治療歴 ◦処方薬やOTC薬品・サプリメントなどの使用 ◦認知機能に関するcare giverのアセスメント ◦IADLの評価 ◦認知機能に影響を与えたと考えられる治療歴 ◦影響因子のアセスメント（薬剤，心理的状態，症状の苦痛，合併症，アルコールや認知機能に影響するものの使用）

（つづく）

表2　NCCN ガイドライン ver.2. 2017年版の概要（つづき）

晩期障害／長期間にわたる心理社会的・身体的問題	倦怠感・易疲労感	◦スクリーニングツールを用いた症状評価 ◦症状の程度に応じたアセスメント 　・倦怠感・易疲労感の発症時期，起こり方，関連要因，心身機能への影響度 　・原病の状態：病期・転移・再発など，病態，治療歴，病状による症状 　・影響因子：アルコール類，心機能障害，内分泌・代謝異常，肺機能障害，腎機能障害，貧血，関節炎 ◦処方薬・OTC 薬品の影響 ◦心理的・情緒的影響 ◦睡眠障害 ◦痛み ◦栄養面の問題 ◦筋骨格系の異常
	更年期障害	**[女性]** ◦症状・徴候：ホットフラッシュ・寝汗，腟乾燥，尿路系障害，性機能障害，睡眠障害，気分障害・うつ，認知機能障害，関節痛・筋肉痛，倦怠感 ◦関連する健康上のリスク：骨粗鬆症・骨折，循環器疾患 **[男性（アンドロゲン遮断療法によるもの）]** ◦症状・健康上のリスク：急性腎障害，貧血，関節痛・筋肉痛，循環器疾患，認知機能障害，筋肉量の減少と体脂肪増加，気分障害・うつ，糖尿病，倦怠感，乳房肥大，骨粗鬆症・骨折，性機能障害，睡眠障害，睾丸萎縮，体毛が薄くなる，ホットフラッシュ・寝汗，静脈血栓症
	痛み	**[がんやがん治療による痛みの有無や程度，状態のアセスメント]** ◦神経障害性の痛み ◦慢性の痛み（四肢切断後，乳房切除後，喉頭摘出後，頸部切開後など） ◦筋肉痛・関節痛 ◦骨格系の痛み ◦筋肉系の痛み ◦消化器・泌尿器・骨盤内臓器の痛み ◦リンパ浮腫 ◦放射線治療後の痛み
	性機能障害	◦アセスメント・評価：がん治療歴，性機能に影響する治療の有無，ホルモン遮断による症状・徴候，専門家への相談，性機能障害に関連する処方薬などの情報，男性のテストステロン状態 ◦症状評価 　・女性の場合：閉経後症状，腟乾燥，腟の不快感・違和感・痛み 　　　　　　　　不安，うつなど精神的心配事などの苦痛による諸症状 　　　　　　　　性行為による痛み，オルガズム障害，性欲減退，など 　・男性の場合：勃起障害，射精に関する問題，オルガズム障害，性欲減退 　　　　　　　　不安，うつなど精神的心配事などの苦痛による諸症状，など
	睡眠障害	**[スクリーニング]** ◦入眠や睡眠の持続や早く目覚めてしまうなどの問題があるか？ ◦通常では不適切な時間帯に寝入ってしまうことがあるか？ ◦睡眠中に呼吸が止まっていると言われたことがあるか？ **[影響因子のアセスメント]** ◦合併症や薬剤使用，アルコールなどの影響 ◦心理面・情緒面の変化 ◦神経学的異常，精神疾患 ◦睡眠に影響する日常生活習慣 ◦身体症状 ◦仕事の時間帯 ◦ストレス対処法 **[睡眠そのもののアセスメント]** ◦就寝・起床時間，睡眠の長さ，不快感の評価，覚醒状態・起床時状態，居眠りの頻度，睡眠中の夢，睡眠の中断，サーカディアンリズムの障害，など

（つづく）

表2　NCCNガイドラインver.2. 2017年版の概要（つづき）

予防的健康管理	健康的な生活習慣	[運動・身体活動] ○1週間に少なくとも150分程度の中等度の運動，もしくは75分程度の強い運動を行う. ○主要な筋肉群のトレーニングを1週間に2〜3セット行う. ○主要な筋肉群のストレッチを1週間に少なくとも2日行う. ○日常生活において，階段を使う，手前のパーキングを利用するなどして歩行や運動に心がける. 長時間の座位は避けて動く. [栄養・食事と体重管理] ○過度な体重増加・減少を避け，理想体重維持に努める. ○体重変化が何らかの疾患やがんの病状変化に関連している場合を考慮しておく. ○栄養面やカロリー摂取を考慮したバランスのよい食事を心がける. ○体重は毎日測定し，増加や減少の程度を確認する. ○メタボリック症候群やBMIに留意する（外来受診時などに確認する）. ○がん治療経過を考慮できる専門家による栄養相談を活用する. [サプリメントの利用] ○サプリメントの利用はほとんどのがんサバイバーに推奨されない（エビデンスがない）. ○がんの再発や発症を予防するためのサプリメントやビタミン類の効果についてのデータはわずかである. ○サプリメントによるビタミン類の補充は食事から摂取する場合に十分に置き換わるものではない. ○サプリメントの利用に関してはその目的や理由をよく確認し，がんやがんの治療に理解のある栄養士などに相談する. ○いくつかのがん種では，その治療によるビタミン欠乏が生じることがあるので，栄養状態についてアセスメントしておく.
	免疫機能・感染症	[感染症のリスクアセスメント] ○基礎疾患 ○脾臓摘出後 ○化学療法歴 ○モノクローナル抗体薬の投与歴 ○放射線治療歴 ○コルチコステロイドの使用 ○造血細胞移植歴 ○感染症の曝露歴 ○輸血歴 [ワクチン接種] ○ワクチン接種については，移植後患者とそれ以外では対応が異なる. （＊筆者注：日本と米国でも対応が異なるものがあるので，施設の方針を確認する必要あり） ○B型肝炎ワクチン，季節性インフルエンザワクチン，肺炎球菌ワクチン，破傷風・ジフテリア・百日咳ワクチン，ヒトパピローマウイルスワクチンなどについて，年齢やリスクに応じて対応する.

（NCCN Clinical Practice Guidelines in Oncology（NCCN Guidelines®）：Survivorship version2. 2017〈https://www.nccn.org/professionals/physician_gls/pdf/〉（最終アクセス2019年8月）より作成）

もあるので，客観的検査結果を定期的に確認する意義がある. 家族歴は一般的にも心血管系の問題においてリスク因子となるので，情報を得ておく.

b❋倦怠感・易疲労感

　倦怠感・易疲労感は，自覚的に長期間持続していることで，意欲や集中力の低下にもつながり，社会活動や日常生活行動にも影響を及ぼす場合がある. 患者本人の自覚症状はもちろんのこと，同居している家族や職場の同僚などが他覚的にみてい

ても変化を感じることがないか，報告してもらうとよい．倦怠感からさまざまな物事への反応が遅れてしまうことが，潜んでいる認知機能障害の徴候の可能性であることも考慮しておく．自覚症状を的確にとらえることも難しい場合があるので，一定のツールを活用して，経時的に比較できるようにしておくこともよい．職場や家庭での日常生活の中で，症状の苦痛や影響が周囲に理解されないことも多く，患者が1人でつらさや悩みを抱えている場合もある．患者の訴えをよく聴き，身体機能的な問題がないかアセスメントしたうえで，実施可能な対処法を考える．

c✿更年期障害

患者の多くは移植に先行して抗がん薬投与や放射線照射を用いた治療歴があり，加えて前処置により，性腺機能が何らかの影響を受けている．更年期障害が自然経過よりも早期に生じ，心身ともに対応することが難しい場合もある．定期的なフォローアップの際は，自覚症状の有無やその苦痛の程度，日常生活への影響の程度をよく確認し，必要に応じて適切なホルモン補充療法を検討する．骨粗鬆症のリスクも高くなり，慢性GVHD治療でステロイド投与を行っているとさらにリスクは高まるため，骨塩定量などのモニタリングを行う．

うつ，気分障害，睡眠障害など精神的にも影響を受ける場合があるので，気持ちの変化がないかについても確認する．

d✿痛　み

移植後に生じる痛みとしては，傷や虫刺されなどに端を発した局所感染，感染症によるリンパ節腫脹，帯状疱疹などのウイルス感染症の発現，などの何らかの感染によるものの可能性がある．また，GVHD発症による，眼，皮膚や口腔内，腸管の病変の痛み，皮膚硬化や関節拘縮のための運動時の痛みなども生じる可能性がある．移植後に原病そのものによる痛みが生じるとすれば，その痛みの部位に骨髄外の原病再発が疑われる．痛みのある部位に腫瘤や運動障害などがないか，神経症状はないか，痛みの性質や程度はどんなものか，などについて情報を得てアセスメントする必要がある．

e✿性機能障害

性腺機能や妊孕性については，前述の更年期障害のとおり，過去の治療歴と前処置による影響を受ける．妊孕性温存については，治療前にどのような対応をとっていたか，という情報を得て，実際に挙児を考えるタイミングを考えていく必要がある．移植医療の担当者と生殖医療の担当者で十分情報共有しながら，患者・家族を支えていく必要がある．

女性の場合，慢性GVHDによる腟乾燥や腟萎縮などの症状が生じる場合もあるので，本人にも情報提供をしてセルフモニタリングも指導する．腟萎縮や腟粘膜の癒着による閉塞などが生じると，分泌物の排出ができないまま貯留してしまうこともあるので，注意を促す．慢性GVHDの診断がある場合は，定期的な婦人科受診を行うことを提案する．

男性でも女性でも，移植後の妊孕性は保たれないことも多いが，維持されている

場合もあるので，状況に応じて避妊する必要があることを伝えておく必要もある．性感染症を防止する目的でも，対処法を具体的に指導する．

f❀さまざまな臓器障害

眼症状，呼吸器症状，肝・腎機能など，移植後はGVHDや感染症などが関連しさまざまな臓器障害を引き起こすリスクがあることに留意する．長期間かつ大量の抗がん薬投与や放射線照射を受けているため，臓器機能も低下している．通常のがん患者とは影響度も異なることを考えておく．

眼は，GVHDによる症状の苦痛だけでなく，前処置でTBIを併用していると長期経過中に白内障が高頻度に発症する．手術により視力回復が期待できるが，移植後の全身状態やGVHD発症の有無などを考慮する必要があるため，眼科医との連携は不可欠である．

呼吸器症状は，感染症，GVHDなどで生じる可能性がある．患者自身でも感染予防行動を継続し，自己管理を徹底してもらうことは必要である．自覚症状の有無の観察，感冒やインフルエンザなどの感染症流行期の活動範囲の考慮，家族や周囲への協力要請などについても患者指導を行う．慢性GVHDとステロイド投与，高齢であることなどは呼吸器合併症のリスク因子である．呼吸機能検査は定期的に行い，経過観察する．

肝機能は，定期的に血液検査でモニタリングしていくが，HBV陽性あるいはHCV陽性患者においては，定量PCR法によるウイルス量検査を行う．

腎機能は，合併症治療に用いる薬剤による影響を受けることも多く，併用薬が多い時は腎機能データに留意する．長期経過後にネフローゼ症候群様の病態を呈すこともあり，クレアチニン・尿タンパクなどを確認し，腎臓内科などの専門医との連携を図る．血圧のコントロールも重要である．

g❀運動機能障害

移植後の骨粗鬆症リスクは高く，骨密度測定を行いながら，適切な日常生活行動の留意点や運動方法の指導を行う．ステロイド投与中であると，筋肉量も低下し，食事や運動を工夫していても筋力回復・増強が期待できない時期が続く．病前の印象で運動しようとすると体のバランスがうまくとれず，転倒による骨折などの外傷を免れなくなることもある．GVHDによる皮膚硬化性変化があると関節可動域も制限を受け，動かさないことでさらに拘縮してしまう悪循環を引き起こす可能性もある．無理なく，適切な運動が継続され，運動機能障害を最小限にできるリハビリテーションを取り入れられることが必要である．

h❀栄養・食事摂取への影響

口腔粘膜障害や消化器症状は，食事摂取や栄養状態に影響する問題となる．移植直後は，前処置で用いた抗がん薬や放射線TBIによる粘膜障害が遷延し，味覚障害，食欲不振のため，食事摂取が進まない時期が続く．患者は周囲から食事がとれるように励まされたり，助言を受けたりするが，患者本人も見通しが立たないなか努力を続けているので，期待に応えられないという罪悪感，プレッシャー，負担や

焦りを感じていることも多い．味覚障害は粘膜障害の改善とともに回復するが，口腔衛生状態，口腔乾燥，亜鉛欠乏なども影響する．

　GVHDによる口腔や消化管の粘膜障害が生じる場合もあり，ステロイドも併用した治療を行っていると感染のリスクも高まるため，口腔衛生状態の維持に努めてもらう必要がある．口腔GVHDや口腔内の二次がんの発症の早期発見につながることもあり，歯科医師や歯科衛生士などによる口腔衛生状態の診察を受けることも意義深い．

i◉代謝・内分泌系の問題

　移植後経過の中でメタボリック症候群についても注意しておくことは重要である．脂質代謝異常は，総コレステロール値，LDL，HDL，中性脂肪値などの評価を行う．家族性の因子も留意すべき点である．糖尿病や耐糖能異常についても注意する．慢性GVHDのコントロールのためにステロイドの長期投与が行われている場合は十分注意する．食生活や嗜好の変化についても確認し，生活習慣上で改善できることはないか患者・家族とともに考える．それぞれ，3〜6ヵ月ごとの確認が必要とされるが，患者の通院頻度がどのくらいか，実施可能かを考えることも必要である．近隣の通院しやすい施設で検査を継続し，移植専門施設と情報共有を図る体制も必要である．

　小児の場合は，成長障害の有無についても確認が必要である．身長・体重，肥満度だけでなく，第二次性徴，成長ホルモン，身長の成長速度などについて評価・モニタリングし，必要時専門医につなぐ．

2. 晩期障害/長期間にわたる心理・社会的問題

a◉不安，抑うつ，気分障害

　移植後の回復過程は個別性も大きく，順調に合併症なく経過する場合もあれば，感染症やGVHDなどの合併症が想像以上に苦痛になり，今後の自分の状況不安を抱える場合もある．移植後は病前のように「元気に」なって，社会復帰して，家庭内での役割も取り戻して，とイメージしていたとおりに回復できないことに，患者自身も心理的に負担を感じたり，焦燥感や孤独感から患者をとりまく家族やパートナー，友人，職場の仲間などとの付き合いも制限してしまったりすることもある．患者が周囲に自分を理解できる人を作れないと，ますます孤独感を強め，1人で抱え込んでしまうことになり，周囲の理解を得る努力もできなくなってしまうことがある．家族や友人も，どのように支えてよいのかわからず，何もできずにいることに無力感を感じてしまうこともある．互いが思い合う気持ちを汲みとり，身体的な変化が心理・社会的側面にも影響していることを考え，困りごとや不安を傾聴し，焦らず対処できること，今のつらさに共感できることを伝えていくことが大切になる．抑うつや気分障害など，日常生活や社会生活に影響するような問題がないか確認し，必要に応じて専門家に相談できるようにしておく．

　不安や抑うつ，気分障害などネガティブな変化だけでなく，生きていることの意

味を再確認したり，感謝したり，新たな生きがいを見出したり，病期体験から学び，ポジティブな変化を体験する患者もいる．そのような変化を一緒に喜び，一歩踏み出す勇気を支える支援も必要になる．

b❋認知機能障害

移植後は，白質脳症，脳萎縮など，前処置（抗がん薬・TBI）や免疫抑制療法，感染症とその治療による影響を受け，認知機能障害を生じることがある．記憶力，思考力，集中力などが低下し，判断力や意思決定能力に影響を及ぼす場合もある．治療薬などの影響だけでなく，移植後経過中の抑うつ状態や不眠などの精神面の変化も影響していることが予測されるため，注意深く観察・確認する必要がある．神経学的異常や脳血管疾患との鑑別も必要である．

「集中できない」「考えがまとまらない」「同時にいろいろ考えられない」「忘れっぽくなった」などの患者の自覚症状は，患者にとっては不安や恐怖心を強めることもあり，慎重に聞き取り，心理的苦痛もあることに理解を示す．患者自身では気づかない場合もあるので，家族や日常的に接する時間の多い人たちの話も聞いてみる必要がある．家族や周囲の人が理解を示し，状況を確認できるように，症状や予測される変化について情報提供して協力を得る．

認知機能障害による症状は，学校生活や社会生活，仕事などにも影響を及ぼすため，患者の生きがいを妨げることにならないよう，安全に留意し，個々の症状に応じた適切な対応が必要になる．

c❋睡眠障害

病状や治療薬の影響などから，睡眠障害を抱えている場合もある．睡眠の時間帯，睡眠時の状況，睡眠の中断，起床時の覚醒状態，日中の不快感・眠気など，睡眠そのものについて，情報を得てアセスメントする．睡眠中の様子などは，患者だけでなく家族からの情報も得る．影響している可能性のある合併症と症状，使用薬剤，心理的・情緒的問題，生活習慣，ストレス状態などについても確認する．睡眠障害が身体面や精神面の問題に影響している場合もあることも考えておく．

d❋外見の問題

移植後は，抗がん薬投与や放射線照射の影響を受けた皮膚障害や爪の変化，脱毛などの影響が長期的に残ること，痩せて体形が変化してしまうこと（やつれたように見えてしまうこと），CVカテーテル挿入・抜去後や検査などで穿刺した後の瘢痕が残ること，GVHDによる皮膚障害・関節可動域の変化などが外見の問題となる．症状はかなり長期化することが多く，患者は外見の変化に対処しながら，社会生活を拡大していくことになるので，性別に関係なく，具体的な対処法を一緒に考えることが必要になる．

GVHDによる皮膚障害は，経過中のいつのタイミングで発症してくるか予測することが難しく，そもそも抗がん薬投与や放射線照射の影響で脆弱化している皮膚は外的刺激にも敏感であることを考えた予防的対処が必要である．皮膚の症状によっては，衣服の摩擦や接触が刺激となって症状が悪化する場合もあるので，

LTFU外来では，全身の皮膚は必ず直接視診や触診で観察する．

紫外線刺激はGVHD発症を誘発する場合もあるので，日光曝露を避ける服装や日焼け止めクリームなどの使用を助言する．一方でその対処が社会生活の中では不釣り合いになってしまうこともあるので，受け入れがたく感じてしまう場合もあることを考慮する．皮膚を清潔に保ち，刺激を避け，保湿することは皮膚障害の予防や症状悪化の防止に有効であるため，患者の状態にあった方法がとれるよう，選択肢を示す準備をしておく．

前処置でブスルファンを併用した場合，頭髪の回復が遅くなりやすい．完全回復が期待できない場合もあるため，患者にも伝え，対処できる方法を助言する．

e◈社会復帰に関する問題

移植後の社会復帰は重要な課題である．幅広い年齢層の患者が移植を受けるが，就学，就労，家事・育児，地域社会での役割，家庭内での役割，友人・知人との付き合いなど，患者を取り巻くさまざまな社会環境の中での存在価値を取り戻したり，新たに作り上げたりすることは，移植を通して患者が目指した生き方にも通じるものであると考える．

移植後は，感染症リスク，GVHDによる身体機能障害，服薬管理，運動・活動の制限，食事制限などさまざまな条件の中，その人それぞれの社会生活を営むため，個別的にどのように実現できるのかをよく話し合う必要がある．

就学・復学は，学校側と病院施設内の就学支援スタッフ，患者・家族が情報共有し，協力し合う機会が不可欠である．学校に戻ったり，新たに入学したりした後も，周囲に理解を得て協力してもらうためにも支援が必要になる．

復職・再就職などについては，就職・復職までの障壁（病気であることを告げるか，受けた治療をどう伝えるか，今後の通院や治療に理解が得られるかなど）や仕事を始めた後の支援が得られるかどうかは大きな問題で，職場関係者と病院担当者がそれぞれの立場で患者をどう支援するかを考える必要がある．

免疫機能低下が長期化する移植後患者にとっては，治療後の就労支援において特有の配慮が必要であるため，「療養・就労両立支援指導料」（2018年度新設）を活用した就労支援体制を充実させていくことは急務である．

家事・育児や社会生活・家庭内での役割について，治療後にどう役割を回復していくかに悩む患者も多い．家族や周囲の理解を得るための支援が必要である．

C. 移植後患者のがんサバイバーシップの支援の実際

1. 免疫不全状態が続くこと ―感染症対策・感染予防―

a◈食 事

退院後しばらくは味覚障害や食欲不振が遷延するため，食事量の減少，体重減少は患者・家族の不安の原因になりやすい．自宅での食生活の中で，具体的に食品を

選択し，食べてよいもの，食べてはいけないものを判断することに戸惑う患者・家族はとても多い．不安や感染予防の責任の重さは大きなストレスにもなる．食事の制限は，社会復帰の過程では学校や職場などの周囲の人との付き合いやその人の役割にも影響を及ぼすことがあるので，単に食事と感染予防という観点からだけでない，食事に関連した悩みや困りごとを聴き，対応策を考えることが必要である．気候や栄養バランスも考慮し，食事や料理の楽しみを極力妨げない方法を一緒に考えられるとよい．

退院後の生活の中で患者自身が自信をつけていく大切な行程にもなるため，移植後の感染管理ガイドライン[15]に基づきながら，免疫機能回復とセルフケアや家族のサポートをふまえ，どのように判断するか，一緒に柔軟に考える時間をもつことは重要である．個々の食品や食材，調理方法についての知識・情報を患者・家族に伝えるには限界があるので，それぞれの生活習慣の中で，自分自身で衛生的に管理された食事を判断できるように考え方や判断基準を理解することを目指して指導を行う．

b⊕日常的な活動範囲

患者は，移植後の外出に対し慎重に考えていることが多い．家族もまた同様である．旅行や温泉なども気分転換にはとてもよい機会となるが，旅行先の衛生状態や感染症流行状況には注意が必要である．その人の行動パターンやセルフケア能力，家族の理解と支援の状況に合わせ，機会を逃さないよう，制限するだけでなく，安全に外出や旅行が楽しめるための工夫を考えることが必要である．

それぞれの患者の移植後経過期間，免疫機能の回復状態，活動の目的や内容，周辺環境，一緒に活動する人など，患者自身と活動の条件によって，どのような対応策が必要になるのかを整理して適切に対処できることが患者や家族が安心して活動範囲を広げていくことにつながる．十分な助言や対応策がなく，不安を増大させて過剰な制限にならない具体策の提示が重要である．

c⊕ウイルス感染症などの予防策とワクチン接種

移植後半年程度までの免疫抑制薬服用中は，インフルエンザワクチンの接種は効果が期待できないため，インフルエンザに感染しないためのセルフケアを強化する．日常的な個人衛生行動（手指衛生行動，含嗽など）の習慣化は，インフルエンザ流行期でなくても継続するよう指導する．患者がインフルエンザワクチンを接種できない期間の流行期は，家族には，必ずインフルエンザワクチンの接種を受け，感染予防の衛生行動を習慣化してもらうよう指導する．

ワクチン接種の考え方については，日本造血細胞移植学会ガイドラインの更新情報[16]を確認し，施設の方針を検討しておく．それに基づいた情報提供と提案を患者・家族に提示できるよう準備しておく．伝染性ウイルス感染症（水痘，麻疹，風疹，ムンプスなど）は家族や職場に罹患リスクの高い人がいる場合はとくに注意を要するため，退院時点から情報提供し，その後のフォローアップの際にも注意喚起する．

2. GVHDとつきあうこと

　GVHD発症頻度の高い部位は，口腔，皮膚，眼などで，生命に直接的に影響することは少ないが，患者にとっては，食事や外出，仕事や学業などに支障があり，QOLの低下をもたらすことが多数の研究で報告されている．GVHDの症状や免疫抑制薬を用いた治療によるコントロールは，移植後患者のサバイバーシップとQOLに大きな影響を及ぼす．長期間GVHD症状とつきあうことが必要になる場合もあるため，患者自身が継続して行うことが可能なシンプルな方法で症状を和らげたり，悪化を予防したりするためのセルフケアを獲得してもらうよう支援する．用いるケア用品は，なるべく身近な店舗で入手できるもので，低刺激なものを紹介する．詳細は「第Ⅲ章 1．GVHDのアセスメントと看護ケア」を参照されたい．

3. 晩期合併症に備え，対処すること

a✿身体機能面のリハビリテーション

　移植後は筋肉量の減少，筋力低下，持久力の低下，長い臥床生活によって生じる重心動揺などが重なる．運動療法はストレスや倦怠感，不眠の緩和，身体面や心理・社会的側面の回復にも効果があるとされ[17, 18]，可能な範囲で取り入れることが望ましい．詳細は「第Ⅲ章 2．移植後患者のリハビリテーション」を参照されたい．

　入院前や入院中から専門スタッフが介入し，移植患者のリハビリテーションを支援する施設も多くなっている．移植後は，退院した後も身体機能回復に時間を要し，段階的かつ継続的なリハビリテーションを維持できることが重要になる．合併症がなければ徐々に運動強度や実施時間を増やし，日常生活にもどる体力・筋力の回復を目的としたリハビリテーションを助言しやすい．しかし，慢性GVHDによる皮膚硬化や筋・骨格への影響があると，その状況を考慮した関節拘縮予防や筋力維持，日常生活動作を支持する方法など，個別的な介入が必要になる．理学療法士や作業療法士などの助言も受けながら，患者の状況に合わせたリハビリテーションが行えることは意義深い．

b✿性腺機能障害・性生活

　男性よりも女性で問題を抱えていることが多いことが報告されている[19]．ホルモン補充療法の相談や前処置による不妊を受容していく過程には，十分配慮したかかわりが求められる．

　早期閉経は多くの移植後の女性患者に生じる性腺機能障害である．前処置による大量抗がん薬投与や全身放射線照射による影響である．移植時年齢が若い患者では，自然閉経より明らかに早い時期に生じるため，ホルモン補充療法を検討する場合もある．早期閉経に関連した症状（ホットフラッシュ，抑うつ，不安，腟乾燥・不快感，痛みなど）は，若年女性にとっては受け止めがたく耐えがたい苦痛となることもある．これらの症状の軽減を目的としてホルモン補充療法を考える場合，ホルモン補充療法そのものの副作用・影響（乳がんなどホルモン依存性のがんの発生リスクが高まること），ホルモン補充療法を継続することの負担（通院，費用，服

薬管理）など，患者にとってデメリットとなる情報についても併せて検討する必要がある．

　妊孕性については，近年，移植前に精子や卵子，卵巣組織などを採取し保存することで生殖機能温存を図ることができるようになっている．すべての患者に適用され，移植後の挙児が可能になるわけではないが，治療後の人生の希望をつなぐ大切な手段の1つといえる．しかし，血液がんで女性の場合，卵子や卵巣組織を適切なタイミングで採取することと血液がんの治療をどちらも両立させることが困難で，移植後の挙児がかなえられないこともある．移植前あるいは血液がんで治療を開始する前に情報提供され，納得した自己決定がなされる配慮がもっとも重要と考える．また，移植後に「子どもをもつ」ことが叶わないことを実感したときに，後悔や無念さだけでなく，その人なりの人生の価値を見出せるかかわりがとても大切である．

c◉二次がん・メタボリック症候群

　長期生存者が多くなるにつれ，移植後の二次がんやメタボリック症候群などの晩期合併症に対する指導が重要となっている．大量化学療法や全身放射線照射，移植後免疫反応，薬剤の影響などのさまざまな要因が影響すると考えられている．二次がん，メタボリック症候群のリスクについて十分な情報提供を行い，食事や運動などの生活習慣の確認と早期発見のための検診を年一回程度定期的に行うよう指導する．

　メタボリック症候群は，移植後早期というよりも，数年経過して問題となることが多い．移植後退院して1，2年くらいの間は，移植治療や移植後の免疫抑制薬投与などによる消化器症状や，食欲減退，消化吸収機能の低下が続き，筋肉量も回復せず，食事量を増やし体重増加を目指して目標設定することが多い．この時期を脱しても，そのような高カロリー・高タンパクの食事摂取を継続してしまうことが，移植後のメタボリック症候群を契機づけることになっている場合がある．また，運動習慣の減少，仕事上の付き合いのための食習慣・飲酒，家族性の素因などから，脂質異常症や高血圧，高血糖などが進行してしまうこともある．外来通院の間隔も長く開くようになると，自己管理を徹底してもらうことが重要になるため，そのための情報提供や注意喚起，指導が必要になる．会社や学校など，定期的な健康診断の機会が得られる場合は異常の早期発見もしやすいが，自営業や主婦，無職の場合，定期的な確認機会がなくなってしまうことのないよう留意してもらう必要がある．

　二次がんについては，移植後高い頻度で発症する食道がんや口腔がん，皮膚がんなど，一般のがん検診項目には含まれないがん種のリスクもある．自治体や職場などのがん検診の機会を活用するとともに，一般健康診断などでの内視鏡検査や歯科受診，自分自身での全身の観察や自覚症状の変化などに注意するよう助言する．

　今後は，移植医療を行う施設と患者の居住地域などのプライマリ・ケア施設との連携の推進が期待される．

4. 社会とのつながりを取り戻すこと

a◉周囲の人とのコミュニケーション

　移植後の病状や合併症は，患者・家族にさまざまな不安やストレスをもたらす．回復しきれない自分自身の状態に対する不安，見通しの立たない今後の経過に対する不安，体調や外見に変化が生じたことによる周囲の人たちとの関係性の変化に対する戸惑いは社会復帰への不安を助長する．

　患者・家族間のコミュニケーションがスムーズにいかなくなることもある．患者・家族ともにさまざまな心理的変化に対処するために，感情を表出し，それを整理し，今できることを見出せるような機会を提供することは重要である．必要時には精神科専門医による介入の機会も提供する．

b◉復職・就職・再就職

　働く世代のがん罹患は非常に多く，仕事を続けながらがん治療を継続することへのニーズも高まっている．また，社会の状況から，退職後の再就職や安定した収入を維持することの困難さもあり，がん罹患によって仕事を失うことは，生きがいや社会の中の存在価値を見失うことにもつながりかねない問題となっている．がん治療と仕事をいかに両立していくかという問題は，診断された時から始まり，治療経過を通してともに考える必要がある．

　移植後患者の復職や再就職，復学には，平均すると1〜3年を要する．急にフルタイムの復帰をしてしまうと，体力的にも精神的にも負担が蓄積し，再度休暇が必要になってしまう場合もある．移植前の治療や移植による休職によりすでに休職期限が迫っていたり，家族や自分自身の生活を支える責任を抱えていたりすると，焦燥感や不安を感じることもある．経過をみながら復帰の目標時期を見定め，段階的な復帰が可能になるように，計画的に準備を進められるよう支援する（**表3, 4**）．

c◉AYA世代患者と社会をつなぐ

　移植患者は，発症時期や治療期，移植後経過観察期にAYA世代であることが比較的多い．AYA世代は，心身共に成長・発達の途上にあり，人生のさまざまな経験やイベントも多く，その時期のがん罹患の衝撃や影響は大きい．思春期・若年成人の時期に自分ががんに罹患することなどほとんど考えたことがない状態で診断を受け，病気を知り，治療を意思決定する．そして，治療に伴う妊孕性の温存，就学・就労への影響，外見の変化，友人・知人との関係の変化など多様な問題に直面する．患者の家族や職場・学校の仲間なども壮年期・若年期にあり，家族支援や社会の理解を得るための支援も重要になる．

d◉ピアサポート

　患者・家族どうしが情報交換・交流する機会の意義もある．お互いの工夫や知恵を参考にし，自分の体験談が他者の役に立てたことで満足されることもある．自分1人が困った症状を抱えて悩んでいるわけではないことが分かり，気持ちの負担を軽減させる機会を得ながら，GVHDなどの合併症とつきあう方法を身につけることもある．このような機会を意図的に設けることも必要な場合がある．

表3　移植後患者の就労支援における助言の例

復職準備	
①職場関係者・上司との連絡・調整	職場関係者，上司と移植後の経過についての情報共有をしておく． ・退院が決まった時 ・その後の外来通院の予定 ・経過観察を必要とする期間 ・職場復帰が可能と考えられる時期 ・仕事内容や職場環境などの制限が予測されること　など 復帰に向けた準備に必要な手続きや提出物などがないか確認する（その準備を想定しておく）． 直属の上司とはこまめに連絡をとっておく．
②通勤経路・通勤方法	自宅から職場までの通勤について，自分自身の体の状態に合わせて，無理なく，負担なく通勤・帰宅ができる経路，時間帯，方法を考えておく（在宅勤務や自宅が職場の場合は別）． ・通勤のための距離，経路 ・移動方法をどのようにするか． 　駅やバス停と自宅や職場の間の移動は徒歩なのか． 　自転車などを利用するのか，タクシーや自家用車を使うのか． 　　→移植後の感染予防や筋力・体力低下を考慮して検討する． 工夫の例 ・公共の交通機関を利用する場合，感染予防や階段利用のための体力を考え，混雑しない時間帯や車両位置を選ぶ．
③仕事内容・職場環境	[仕事の内容] ・事務作業などのデスクワークの方は比較的早く復職している．体力的に無理なく再開できる仕事の1つ． ・体を使う仕事や立ち仕事などは体力や筋力が必要となることも多い．復職初期よりは段階的に活動量を増やすよう，仕事内容を調整する． [職場環境] ・屋外の建築作業や農業・林業・漁業など，環境からの感染リスクが高くなる仕事内容は，移植後早期は控えたほうがよい． ・屋内でも，感染リスクの高い人や物と接触する可能性がある場所での仕事は控えたほうがよい．
④勤務時間の段階的措置（職場の支援体制）	[勤務時間の短縮] ・「リハビリテーション勤務」「復職プログラム」などの利用 　勤務時間を短縮したり，1週間の中の勤務日数を少なくしたりして仕事を再開し，段階的に1日の勤務時間や1週間の勤務日数を増やし，フルタイム勤務に移行していく措置をとることができる場合がある．
⑤体力づくり	・屋内での事務作業やデスクワークなどのあまり体を使わない仕事でも，決められた一定時間，椅子に座って作業をすることでも，仕事を再開してすぐは，思いのほか疲れてしまうことがあると考えておく． ・仕事を再開する前には，実際に仕事ではどんな時間の過ごし方をするのかを想定して，自宅でも座って過ごす時間を増やし，軽い運動やウォーキング，家事などで体を使ったり，目や手足を使ったりして，療養・休養していた生活を切り替えた体力づくりをしておく．
再就職・転職のとき	
①仕事を探す（内容・条件）	仕事の内容や働き方の条件（勤務時間，休日など）が自分の体調に合っているかを医師や看護師にも相談してみることをすすめる． ・仕事の内容に見合った体調か． ・外来通院のために休みをとることができるのか． ・勤務中に休息をとることができる場所があるか． ・困った時に相談できる場所があるか． ・感染リスクにどのように対処することが必要か． ・移植後の経過と仕事のバランスを一緒に考える相手を作る．

（つづく）

表3　移植後患者の就労支援における助言の例 (つづき)

②病状や経過の申告	新しい仕事に就くときの迷いや不安を受け止め，助言する． ・病気や受けた治療，これまでの経過と現在の病状などについて，誰に，どこまで，どのように伝えるとよいのか，迷う． ・病気や治療のことを伝えることで，採用の決定や仕事の内容，信用度に影響が出るのではないかと不安に感じる人も多い． ・「伝える」ことで，少なからず再就職や仕事に影響がないとはいえないが，「伝えない」ことで得られる支援が受けられなかったり，周囲の理解が得られず職場内の人間関係に影響が及んだりすることも予想される． ＊「伝えない」こともご本人の選択による．ご本人自身が周囲から非を受けるようなことにならないよう，十分考えることは必要であることを伝える．
③外来受診などのための時間確保	移植後しばらくの間，一定期間ごとの外来受診を考慮する． ・どのくらいの間隔での外来受診になるのか． ・職場と病院の距離，来院する交通手段． ・外来受診の時間を確保できるよう仕事を調整する必要がある． ・どのくらいの頻度での通院が必要なのかを職場関係者（少なくとも直属の上司）に伝えて，配慮してもらう必要がある．
④通勤経路・通勤方法	・職場までの通勤経路・通勤方法（交通手段）は，体力や感染リスクを考えて選択する必要がある． ・遠方への出張や転勤などの可能性についても確認しておく．
仕事に就いたら心がけるとよいこと	
①職場では，できること，できないことを伝える	・移植前に働いていた自分をイメージして働き始めるが，予想以上に動けなくなっていたり，判断が鈍っていたりすることもある． ・病気や治療のために長く体も頭も仕事モードで使うこともなく，活動範囲も狭くなって，体力や集中力が以前よりも落ちたことによる場合も多い． ・仕事に慣れてくると体力も集中力も回復するが，それまでの間はできることとできないことを見極め，伝えることも大切である．
②責任をもって「休む」こともある	・移植後の経過の中では，感染症にかかりやすいだけでなく，免疫抑制状態のためワクチンの効果が期待できない時期もあり，GVHDやその他の合併症など，体力や体調に影響する要素があることを自覚しておく． ・責任を感じ，多くの仕事を請け負ったり，無理に仕事を続けたりすることが，自分の体にも職場にも悪循環となってしまうこともある． ・強い味方になる周囲の仲間や上司と協力し合って，時には，責任と勇気をもって，休むべき時に休む，ということも大切である．
③新しい得意分野をつくる	・病気や治療をきっかけに仕事を辞めたり，休んだりした後，新しい世界をみつけて，勇気を出して飛び込んだ人たちも多い．次の機会をみつけるまでの時間に勉強して資格をとって活躍している人もいる．

5.　家族へのケア

　　家族も回復期の患者を気づかうストレスを抱えている．家族は移植後患者の生活全般にかかわり，できないところを支援しつつ，自分自身の社会的役割や生活も維持している．家族の抱える負担感に配慮することは，患者を支えることにもつながる．感染予防や日常生活の調整においては，家族が過剰に責任を負っていることもあるため，労をねぎらいながら，負担を軽減できるような助言や提案が大切である．

　　少子高齢化が加速し，単身世帯や夫婦のみの世帯も多くなっている．高齢者の独居生活者も多く，生活習慣病や認知症など加齢による疾患を複数抱えながら，1人で治療や通院を続けている患者も少なくない．地域社会の支援体制や社会資源の有効活用は欠かせない課題である．

表4　就労を支援する制度など

産業保健スタッフ	50人以上の従業員のいる事業場では，その人数に応じて非常勤もしくは常勤の産業医を置くことが定められている．その他に，産業保健師，産業看護師などが配置され，従業員の健康管理や保健指導を行っている．
病気休暇	年次休暇とは別に取得できる病気のための休暇．勤務先で設定されている日数や制限となることなどを確認する．
試し（慣らし）出勤制度	復職直後などの仕事開始時期に段階的に慣れていく期間を設けているところもある．
時差出勤制度	通勤ラッシュ時間を避けるなどのために，始業時間をずらして出勤することができる．
フレックスタイム制度	決められた勤務時間のうち，コアとなる時間帯の出勤があれば，その前後の時間を短縮することができる．
時間単位の休暇制度	時間単位，半日単位などで休暇を申請できる．
	外来通院などで必要な時間分だけ休暇をとりたいときに活用できる．合計時間数の制限などは事業所ごとに異なるので確認が必要．
在宅勤務制度	出勤しなくても在宅でできる業務を一定時間行い，それを勤務時間とすることができる制度．
失効年次有給休暇の積み立て制度	失効した年次有給休暇を積み立てて，病気などで長期療養する場合に使えるようにする制度．事業場によって，上限となる日数や利用できる日数が決められている．
所定労働時間の短縮制度	病気療養中や療養後の労働時間を一定時間短縮して負担を軽減できる制度．

＊職場の規模や体制などにより異なる．詳しくは勤務先の就業規則や支援制度の確認が必要．

6. 医療費の増大による経済的負担の軽減

療養期間が長くなると，高額な医療費を支払い続けることは患者・家族にとって大きな負担となる．移植後合併症の新規治療の開発も進み，その恩恵を受ける機会が増えた一方で，非常に高額な薬価や医療費による経済的負担が増加していることも問題の1つである．合併症治療などで通院や入院を繰り返しているときほど，収入を得る仕事を続けることも難しく，患者の医療費負担は大きい．利用可能な社会資源や経済的な助成を受けられるよう医療ソーシャルワーカーなどと連携することも必要である．

❝ D. LTFU外来におけるがんサバイバーシップ支援における看護師の役割 ❞

造血細胞移植は，血液悪性腫瘍患者の生命を救い，診断後の人生や生活を充実して過ごし，QOLの向上を目指すための重要な治療である．看護師は移植治療の現場に直接的に深くかかわり，移植治療が安全に実施される責任を負っている．この一連の経過と治療後の患者と家族を支え続けるLTFU外来でのかかわりは，患者ががんとともに生きる中での重要な体験になり，患者や家族のQOL向上において看護師が果たす役割の意義は大きい．患者と家族が移植治療中も移植後の経過におい

ても，主体的に取り組んでいくことは，治療継続と社会復帰を支え，自己効力感を高め，自己コントロール感を取り戻す過程になる．がんとともに生きる力，すなわち，がんサバイバーシップにつながる．がんサバイバーシップ支援は，看護師が患者と家族を力づけ，勇気づけ，ともに歩む過程そのもので，さまざまな問題や課題を解決する過程を患者・家族とともに歩み，支える看護師の重要な役割と考える．

文　献

1) Braamse AM et al : Predictors of health-related quality of life in patients treated with auto- and allo-SCT for hematological malignancies. Bone Marrow Transplant **47** (6) : 757-769, 2012

2) Kurosawa S et al : Patient-reported quality of life after allogeneic hematopoietic cell transplantation or chemotherapy for acute leukemia. Bone Marrow Transplant **50** (9) : 1241-1249, 2015

3) Syrjala KL et al : Recovery and long-term function after hematopoietic cell transplantation for leukemia or lymphoma. JAMA **291** (19) : 2335-2343, 2004

4) Pidala J et al : Patient-reported quality of life is associated with severity of chronic graft-versus-host disease as measured by NIH criteria : report on baseline data from the Chronic GVHD Consortium. Blood **117** (17) : 4651-4657, 2011

5) Pallua S et al : Impact of GVHD on quality of life in long-term survivors of haematopoietic transplantation. Bone Marrow Transplant **45** (10) : 1534-1539, 2010

6) Lee SJ et al : Comparison of patient-reported outcomes in 5-year survivors who received bone marrow vs peripheral blood unrelated donor transplantation : Long-term follow-up of a randomized clinical trial. JAMA Oncol **2** (12) : 1583-1589, 2016

7) Wolcott DL et al : Adaptation of adult bone transplant recipient long-term survivors. Transplant **41** : 478-484, 1986

8) Bishop MM et al : Post-traumatic growth : a late effect of stem cell transplantation. Biol Blood Marrow Transplant **9** : 70, 2003

9) King-Kallimanis BL et al : Structural equation modeling of health-related quality-of-life data illustrates the measurement and conceptual perspectives on response shift. J Clin Epidemiol **62** : 1157-1164, 2009

10) Beeken RJ et al : Health-related quality of life in haematopoietic stem cell transplant survivors : a qualitative study on the role of psychosocial variables and response shift. Qual Life Res **20** : 153-160, 2011

11) 近藤まゆみ，嶺岸秀子（編）：がんサバイバーシップ，がんとともに生きる人びとへの看護ケア，医歯薬出版，2006

12) NCCN Clinical Practice Guidelines in Oncology（NCCN Guidelines®）: Survivorship version2. 2017.〈https://www.nccn.org/professionals/physician_gls/pdf/〉（最終アクセス2019年8月）

13) NCCS : Cancer Survival Toolbox.〈https://www.canceradvocacy.org/resources/cancer-survival-toolbox/〉（最終アクセス2019年8月）

14) 日本造血細胞移植学会ガイドライン委員会（編）：造血細胞移植学会ガイドライン，第4巻，医薬ジャーナル社，2017

15) 日本造血細胞移植学会：造血細胞移植ガイドライン-造血細胞移植後の感染管理（第4版）.〈https://www.jshct.com/uploads/files/guideline/01_01_kansenkanri_ver04.pdf〉（最終アクセス2019年8月）

16) 日本造血細胞移植学会：造血細胞移植ガイドライン-予防接種（第3版），2018〈https://www.jshct.com/uploads/files/guideline/01_05_vaccination_ver03.pdf〉（最終アクセス2019年8月）

17) Wickkemann J et al : Physical exercise as adjuvant therapy for patients undergoing hematopoietic stem cell transplantation. Bone Marrow Transplant **41** : 321-329, 2008

18) Knols RH et al : Effects of an outpatient physical exercise program on hematopoietic stem-cell transplantation recipients : arandomized clinical trial. Bone Marrow Transplant **46** : 1245-1255, 2011

19) Humpheys CT et al : Sexual functioning in patients undergoing bone marrow transplantation : a longitudinal study. Bone Marrow Transplant **39** : 491-496, 2007

IV

移植後長期フォローアップの実際

1 移植後長期フォローアップ外来運営を支援するツール

　移植後長期フォローアップの役割は，移植を受けて退院したあとの生活において起こりうるさまざまな問題の早期発見と介入であるが，その病態は血液内科領域に全くとどまらず，全身の臓器に起こりうる[3]．また，退院後に起こりうる問題，つまりフォローアップ外来においてスクリーニングを行うべき問題は身体的合併症だけではなく，心理面，経済面，就労・就学，妊孕性，家族生活など心理社会面を含め，多岐にわたる[4]．

　このように種類も数も多いスクリーニング項目を，患者との口頭の面談で確認，聞き取りすることは多大な労力を要するほか，面談中には患者側からも質問があったり，話がそれたりする中，すべての項目を漏らさずにスクリーニングすることは，非常に困難であると言わざるを得ない．また，多職種がかかわるフォローアップ外来のメリットを高めるためには，フォローアップ外来における問診内容や診察の結果を，限られた時間の中で記録に残し，時には同日中に他・多職種と情報共有する必要がある．加えて，多岐にわたる晩期の身体的，心理社会的問題に関する情報提供やセルフケア指導において，医療者個人の経験量に左右されず質を均てん化することもフォローアップ外来において目指すべきポイントと考えられる．

A. フォローアップ外来におけるツール使用の必要性

1. 移植後患者指導管理料新設後の移植後フォローアップ外来の現状

　2012年の移植後患者指導管理料新設以降，全国の移植施設における長期フォローアップ外来の設立が広がりつつあるが，フォローアップ外来の診療内容に関する統一された規定はないため，それぞれの施設において得られるリソースを用いて，さまざまな運用が行われているのが現状である．このような背景をもとに，フォローアップ外来の運用と診療に関する実態把握と問題抽出を目的として，2017年から2018年にかけて移植後長期フォローアップ外来に関する実態把握調査として，聞き取り調査と全国多施設アンケート調査が行われた（国立がん研究センターがん研究開発費福田班）．聞き取り調査は，フォローアップ外来をすでに確立している数施設からの情報収集を行い，全国多施設アンケートの調査項目と選択肢の構築するための基盤情報を得ることを目的として，10施設から協力を得て行われた．

- ・電子カルテ看護記録テンプレートの使用.
- ・紙媒体テンプレートの使用.
  - →スキャナー取り込み.
  - →当日は手書き記載を連絡票として使用.
- ・電子カルテへの入力自由記載.
- ・直接話す.
- ・外来に合流する.
- ・LTFU担当医師依頼票への返信という形式.

図1 診療の記録と医師看護師間の情報共有の方法
（福田班聞き取り調査より）

- ・問診票
  - 慢性GVHD症状
  - がん検診，ワクチン，歯科受診
  - 社会状況，家族状況
- ・患者手帳
- ・移植専用パンフレット
- ・合併症ケア指導用の説明パンフレット
- ・ワクチン接種説明用資料

図2 フォローアップ外来におけるツールの有無
（福田班聞き取り調査より）

2. 移植後フォローアップ外来の実態把握のための聞き取り調査の結果から

聞き取り調査の結果を**図1〜3**に示す．フォローアップ外来における「診療の記録と医師看護師間の情報共有の方法」としては，10施設中5施設で看護記録テンプレートを使用していた一方，"電子カルテへの自由記載""直接話す""外来に合流する"といった運用を行っている施設もあった（**図1**）．テンプレートがないような場合には，同日の医師の診察までに情報共有が間に合わないといった現状も明らかとなった．「フォローアップ外来において用いているツール」としては，"患者問診票（6施設）""患者手帳（3施設）""移植専用パンフレット（4施設）""合併症ケア指導用の説明パンフレット（1施設）""ワクチン接種説明用パンフレット"など，施設それぞれが独自のツールを使用していた（**図2**）．患者問診票では，慢性GVHD症状，がん検診受診状況，ワクチン接種状況，歯科受診状況，就労，家族の状況など，やはり施設ごとに必要事項を問診する内容を構築していた．

また，「フォローアップ外来運用に関して困っていること」（**図3**）として，フォローアップ外来担当看護師からは，"診療記録に時間を要する""時間外の業務になっている"といったフォローアップ外来における診療記録に要する時間確保の負担が挙げられた．その他，"GVHD評価が難しく，自信がない""ブラッシュアップの機会がない"，といった晩期合併症に関するスクリーニングや介入に関してフォローアップ外来担当者が困難を感じている現状も明らかとなった．また"規模の小さい施設では研修可能なラダーレベルに達しない"など，移植数によって合併症管理や退院後の指導の経験値が異なることが改めて示された．医師からは"患者からは晩期合併症の報告がない"という問題点も挙げられた．

3. 実態把握のための聞き取り調査から明らかになったツールの必要性

移植後長期フォローアップ外来でスクリーニングをし，かつ新たな合併症の発症や増悪の予防を目的とした情報提供やセルフケア指導をすべき項目は多岐にわたる．多数の項目を，ツールを用いずに対面の面談でのみ聴取，指導することは難しく，またその診療記録も時間を要するほかに，同日に多職種間ですみやかな情報共

LTFU看護師
・記録に時間を要する，時間外の業務になっている．
・病棟と併任であり，対応する時間確保が難しい．
・GVHD評価が難しく，自信がない．
・研修後のブラッシュアップの機会がない．
・研修を受けても，他部門への異動によりかかわれなくなる．
・規模の小さい施設では研修可能なラダーレベルに到達せず．

医 師
・外来間隔の長い患者からは晩期合併症の報告がない．
・晩期合併症の診断治療を行う連携施設が必要．
・二次がんスクリーニングは誰にどの検査を行うべきか．
・いつまでフォローアップすべきか．
・医師には研修の機会はとくにない．

図3 フォローアップ外来運用に関して困っていること
（福田班聞き取り調査より）

フォローアップ外来の運用にあるとよいツール
・患者問診票
・移植後の時期ごとのスクリーニング・指導項目リスト
・効率的な看護記録テンプレート
・患者用リーフレット
：各臓器別GVHDの症状とケア，その他の合併症，ワクチン，二次がん検診，リハビリテーションなどに関する説明文書

非移植施設などとの連携を促進するうえで必要なもの
・非移植施設，移植数の少ない施設向けのQ and A集
・同相談ネットワーク（メール，電話など）
・晩期合併症の診断と治療をする連携施設の確立
・妊孕性に関する情報提供資料（移植前治療担当施設向け）
・復職データ

図4 フォローアップ外来運営を支援するツール集
（福田班聞き取り調査より）

有するための工夫が必要である．フォローアップ外来を確立した施設を対象とした聞き取り調査からも，ツール活用には，「スクリーニングすべき項目を漏らさず拾い上げる」「スクリーニングに要する時間の節約」「記録に要する時間の節約」「多職種間のすみやかな情報共有」「均一な情報提供」「効率的・有効な情報提供」といった有用性があることが明らかとなった．

B. 移植後長期フォローアップ外来運営を支援すると考えられるツールとその有用性

前述のフォローアップ外来に関する実態把握のための聞き取り調査では，フォローアップ外来の運用にあるとよいツールや非移植施設などとの連携を促進するうえで必要なものについてアイデアを聴取した（**図4**）．すでに独自のツールを用いながらフォローアップ外来の運用を確立している施設が多いなか，わが国の多施設におけるフォローアップ外来の質向上，その均てん化を目指すうえで有用と考えられる下記のツールが案として挙げられた．

・患者問診票
・スクリーニング・指導項目リスト
・看護記録テンプレート
・患者用リーフレット

この項ではそれぞれのツールがどのように移植後長期フォローアップ外来を支援するか，その役割を説明する．具体的な実例や，フォローアップ外来担当看護師による使用方法については後述の「C．フォローアップ外来における各ツールの活用の実際」を参照されたい．また，いずれも単施設の経験や，実情把握調査から考察される案の段階であることもご了承いただきたい．

1．患者問診票

a◉役割と概要

スクリーニングと介入をすべき身体面，心理面，社会面の問題の有無を確認する．

b◉使用することにより期待される有用性

「スクリーニングすべき項目を漏らさず拾い上げる」

書面に各合併症や症状の有無をあらかじめ掲載しておくことにより，必要な情報を忘れなく収集することにつながる．

「スクリーニングに要する時間の節約」

来院後の待ち時間などに問診票に答えておいてもらうことで，フォローアップ外来の診療開始後に1項目ずつ文面で確認する場合と比較して時間節約となる．

「記録に要する時間の節約」

患者が記載した問診票自体が記録の1つとなる．

「多職種間のすみやかな情報共有」

同日中に，多職種が確認することができる記録となる．

移植後長期フォローアップ外来のターゲットである移植後晩期（移植後2〜5年以降）の患者は，臓器障害や二次がんなどの新たな身体的合併症が発症した場合にも“移植に関連する事象”と自覚せずに，自発的な報告がない場合もある．「スクリーニングすべき項目を漏らさず拾い上げる」という役割に関しては，問診票の項目に含めることで前述の問題は回避されることが期待され，米国の移植施設などでは，非移植施設での診療が主で移植施設への受診がないような患者に対しても，問診票を送付してスクリーニングをしている例もある．スクリーニングによる早期発見は，精査や他科へのコンサルトといった早期介入につながるのはもちろん，合併症予防や症状悪化防止対策を目的としたフォローアップ外来におけるセルフケア指導や情報提供につながり，患者の予後改善やQOL維持につながる．医療者側にとっては重要な事象であるにもかかわらず，患者側から自発的な報告がない事象を察知するために，問診票の役割は大きい．

問診票の項目であるが，身体的合併症に関しては，わが国の移植後フォローアップ外来のガイドライン（『造血細胞移植学会ガイドライン，第4巻』，第16章）に，移植後に推奨されるスクリーニング項目が提示されており参考にすることができる．また，心理社会的事項に関しても，同ガイドラインに参考情報が得られるほ

か，不眠，不安，就労など，必須項目を設定することは可能である．問診票は，"あり・なし"や症状の程度を何段階かで回答することができる事象の確認に適している．一方，心理社会面や生活における困りごとなど，対面で確認する方式がより適しているような事象に関しては，フォローアップ外来の診察中に，後述の「2．スクリーニング・指導項目リスト」などに沿って，対面で問診をしていく．身体的合併症についても，問診票上で"あり"となっている項目について，対面で詳細を問診し，介入の必要性などを医療者が判断するといった運用が適している．また，性生活に関するスクリーニングなど，対面では直接的に確認しづらい，また患者側も相談事項としてよいか戸惑うような事象についても，"回答しないことも可能"というコメントとともに問診票に掲載することもできる．一例として国立がん研究センター中央病院の移植後フォローアップ外来で用いられている患者問診票を参照する（**図5**）．

移植後2年未満，2年以降，5年以降といった時期ごとや，免疫抑制薬使用例と終了例によって，重点を置くべきスクリーニング項目が異なる可能性はあり，今後，移植後年数別や，免疫抑制薬の使用の有無によって，異なる問診票を使用することも有用かもしれない．移植後5年目以降といった，より晩期の合併症に関する問診票については，送付によるスクリーニングやレジストリデータとの紐づけなども検討しうる．また，将来的には問診票自体の電子化も望まれるが，現状では診察日に紙媒体を用いた患者による問診票への記載，フォローアップ外来担当者による確認，多職種間の情報共有が行われたうえで，スキャナーなどによって電子カルテへ取り込み，保管を行うなどの運用となるだろう．

2．スクリーニング・指導項目リスト

a❁役割と概要

スクリーニングが必要な事項と，それぞれに対する指導ポイントを示すもの．
問診票と比較して，対面による問診が適した項目も含む．

b❁使用することにより期待される有用性

「スクリーニングすべき項目を漏らさず拾い上げる」
「均一な情報提供」
漏れなくスクリーニングをすること，そして指導内容の均てん化が期待される．

患者問診票による情報収集に加え，対面による問診が適した項目も含めたリストアップをすることで，漏れなく効率的な問診を行うことにつながることが期待される．また，必ず情報提供を行うべきポイントなどをリストアップしておくことは，フォローアップ外来における指導内容の均てん化につながることが期待される．また，スクリーニングを要する身体面，心理面，社会面の問題は移植後時期ごとに異なることが示されており，問診票と同様に移植後時期別のリストを構築することも有用かもしれない．

National Cancer Center Hospital Long-Term Follow-Up Program

LTFU 問診票

ご自分の体調や看護師に聞きたい事について、記載をお願いします。
書かれた内容を基にお話を伺います。

ID :

お名前 : ＿＿＿＿＿＿＿＿＿＿＿ 様　　受診日 : ＿＿＿＿＿ 年＿＿＿月＿＿＿日

V2.0

図5　患者問診票の一例　1/4
（国立がん研究センター中央病院：LTFU問診票〈https://www.ncc.go.jp/jp/ncch/clinic/stem_cell_transplantation/040/sheet_02.pdf〉（最終アクセス2019年8月）より引用）

National Cancer Center Hospital Long-Term Follow-Up Program

現在どのくらい以下の症状がありますか。**0～4**の当てはまるものに〇をつけてください。

皮膚:	全くない	少し	まあまあ	結構	極めて
1. 皮膚の色の異常	0	1	2	3	4
2. 皮疹	0	1	2	3	4
3. 皮膚が厚い	0	1	2	3	4
4. 皮膚が硬い	0	1	2	3	4
5. 皮膚の潰瘍（かいよう）	0	1	2	3	4
6. 皮膚のかゆみ	0	1	2	3	4
7. 皮膚の乾燥	0	1	2	3	4
8. 汗が出ない症状	0	1	2	3	4
9. 髪の毛が薄い、抜け毛が多い	0	1	2	3	4

眼:	全くない	少し	まあまあ	結構	極めて
10. 眼の乾燥感	0	1	2	3	4
11. 目薬が頻回に必要	0	1	2	3	4
12. はっきり見えにくい症状	0	1	2	3	4
13. 涙が多い	0	1	2	3	4
14. まぶしい	0	1	2	3	4

口腔:	全くない	少し	まあまあ	結構	極めて
15. 口が乾燥する	0	1	2	3	4
16. 口が痛くて摂れない食べ物がある	0	1	2	3	4
17. 口の潰瘍（かいよう）	0	1	2	3	4
18. 口を大きく開けるのが難しい	0	1	2	3	4
19. 静脈点滴または栄養チューブから栄養を摂取している	0	1	2	3	4
20. 味覚の変化	0	1	2	3	4

呼吸:	全くない	少し	まあまあ	結構	極めて
21. 咳が良く出る	0	1	2	3	4
22. 色のついた痰が出る	0	1	2	3	4
23. 運動時の息切れ	0	1	2	3	4
24. 休息時の息切れ	0	1	2	3	4
25. 酸素の使用が必要	0	1	2	3	4

2

図5 患者問診票の一例 2/4

National Cancer Center Hospital Long-Term Follow-Up Program

摂食と消化管:		全くない	少し	まあまあ	結構	極めて
26.	固形物が飲み込みにくい症状	0	1	2	3	4
27.	液体が飲み込みにくい症状	0	1	2	3	4
28.	吐き気	0	1	2	3	4
29.	嘔吐	0	1	2	3	4
30.	下痢	0	1	2	3	4
31.	便秘	0	1	2	3	4
32.	腹痛	0	1	2	3	4
33.	食欲不振	0	1	2	3	4
34.	体重減少	0	1	2	3	4

筋肉と関節:		全くない	少し	まあまあ	結構	極めて
35.	関節や筋肉の痛み	0	1	2	3	4
36.	関節の動きの制限	0	1	2	3	4
37.	足のむくみ	0	1	2	3	4
38.	関節の腫れ	0	1	2	3	4
39.	手足のしびれ	0	1	2	3	4
40.	筋肉がつる	0	1	2	3	4
41.	筋力低下	0	1	2	3	4

陰部・生殖器		全くない	少し	まあまあ	結構	極めて
42.	陰部の痛みや不快感	0	1	2	3	4
43.	性交に影響する症状	0	1	2	3	4
44.	現在、性活動がありますか?	あり	なし			

元気:		全くない	少し	まあまあ	結構	極めて
45.	活力の消失	0	1	2	3	4
46.	睡眠が多く必要/うたた寝が必要	0	1	2	3	4
47.	発熱	0	1	2	3	4

精神と感情:		全くない	少し	まあまあ	結構	極めて
48.	気分の落ち込み	0	1	2	3	4
49.	不安	0	1	2	3	4
50.	寝つきが悪い	0	1	2	3	4

裏もあります

3

図5　患者問診票の一例　3/4

看護師と話をしたい事柄に ☑ をしてください。（複数可）

【感染予防】
- ☐　食事や外食の判断について
- ☐　普段の生活・外出について
- ☐　免疫抑制剤中止後の注意点

【体に残った症状】
- ☐　味覚障害の対策
- ☐　爪の変形や二枚爪の対策
- ☐　皮膚の色素沈着について
- ☐　食欲不振の対策
- ☐　性腺機能障害の対処
- ☐　ホルモン補充療法について
- ☐　性生活について

【GVHD のこと】
- ☐　皮膚のケア方法（予防法と症状がある時の対処）
- ☐　口内炎のケア方法や食事について
- ☐　眼の症状への対策

【社会復帰・リハビリ】
- ☐　職場や学校への復帰の進め方
- ☐　体力・筋力回復の運動の方法

【こころのケア】
- ☐　様々な不安やつらさについて
- ☐　家族の気持ちについて
- ☐　症状が長く続くとき

その他、話したいことがありましたら、下記にお書きください

4

図5　患者問診票の一例　4/4

3．看護記録テンプレート

a✣役割と概要

フォローアップ外来における診療内容を記録するための定型テンプレート．

b✣使用することにより期待される有用性

「スクリーニングすべき項目を漏らさず拾い上げる」

「記録に要する時間の節約」

「多職種間のすみやかな情報共有」

重要事項が漏れなく，すみやかに記録され，さらに多職種間の情報共有につながることが期待される．

テンプレートは電子カルテ内のテンプレート，紙媒体のテンプレートの両者が考えられる．「2．スクリーニング・指導項目リスト」と同様の項目があらかじめリストアップされたテンプレート上に，実際のフォローアップ外来における診療中に問診・診察・情報提供を行った内容を記録していくことで，前述のような有用性につながることが期待される．同日中の看護師・医師間の情報共有は，担当医の診察においても非常に有用となる．

4．患者用リーフレット

a✣役割と概要

患者を対象とした晩期の合併症や問題に関する情報提供を目的とした説明資料．

合併症ごとに単独のリーフレットとして情報提供をする形式．

b✣使用することにより期待される有用性

「均一な情報提供」

「効率的・有効な情報提供」

対面・口頭での説明に加え，自宅でも確認できる，手元に残る資料として提供することにより，確実な情報提供となる．

それぞれの患者に関連する事象について特定のリーフレットを提供することにより，患者側の認識を高めることができる．

施設内，施設間において情報提供の均てん化を図ることができる．

フォローアップ外来担当の医療者にとっては，情報提供やセルフケア指導の方針を施設内で均てん化することにつながるといった有用性が期待される．また患者側にとっても，対面での面談による説明や，図や写真なども用いたリーフレットによって，自分自身に必要な項目についてのみ情報提供を受けることにより，認識が高まることが期待され，例えば退院時に全例に渡される一冊のパンフレットと比較しても，効率的で有効な情報提供となるだろう．

C. フォローアップ外来における各ツールの活用の実際
〜国立がん研究センター中央病院の例〜

1. LTFU問診票：患者問診票 （図5参照）

　海外でLTFUを活発に行っているFred Hutchinson Cancer Research Centerで用いられているLTFU問診票と，当院におけるLTFU外来とその前身外来を含めた経験から得られた移植後患者によく認められる症状や訴えを組み合わせた50項目の問診票のことである．皮膚・眼・口・呼吸・消化管・筋肉と関節・陰部生殖器という慢性GVHDが起こりうる臓器に関連する症状のほか，心理面についても項目を設けており，患者自身に5段階で症状の有無を回答してもらう．50項目の他に，看護師に話したい内容にチェックできるリストを設けている．

　患者が外来受付に到着すると受付クラークより問診票と筆記用具が手渡され，LTFU外来の待ち時間に記入をしてもらう．LTFU外来では，患者から問診票を受け取り，全体的な症状の程度と看護師に相談したい内容について確認する．その後，問診票を見ながらそれぞれの部位について症状の程度や状況，症状により生じている生活への支障について確認していく．患者が誤って記載した項目があった場合は，問診時に修正する．

　問診票は症状を5段階で回答するため，患者にとって一番気になる症状が把握しやすく，網羅的に記載されるため，症状の見逃しが減らせるという利点がある．注意点としては，問診票の質問の捉え方が患者によって違うため，記載された回答だけで判断するのではなく，口頭での確認も必要となる．それでも，患者があらかじめ問診票に回答することで，自分自身の状況を整理することができるため，看護師が1から口頭で症状を尋ねるより，的確な回答が得られやすく，時間短縮につながっている．また，問診の初めに患者が相談したい内容を把握しておくことで，説明に要する時間配分を考えながらLTFU外来を進めることができる．問診票に心理面や生殖器など，患者が直接話しにくい内容についても項目があるため，記載内容を確認する一環として看護師が尋ねるきっかけになる．

2. LTFU外来記録シート：スクリーニング・指導項目リスト （図6）

　移植後晩期合併症のスクリーニング項目および，LTFU担当看護師の経験と過去のLTFU記録のレビューから作成したLTFU外来においてスクリーニングすべき項目，情報提供・指導内容のリストである．情報伝達ツールとしても活用できるように，担当医への連絡事項記載欄を設けている．また，LTFU担当看護師があらかじめ情報収集をする際に，下記に解説する移植日などの患者の基本情報を書き留めておける欄も設けている．短時間で記載できるように，確認が必要な項目はできるだけチェックボックスによる選択式にした．

　実際の使用方法は，診察前にあらかじめカルテから情報収集する際に，年齢や移

National Cancer Center Hospital Long-Term Follow-Up Program

― LTFU 外来 記録シート―

【情報収集用】(※ 担当者メモ欄)

受診日：　　　年　　月　　日　患者名：　　　　　　　　様　年齢：

移植の種類：　　　　　　　　移植日：　　　年　　月　　日　移植後　　年　　か月目

節目・節目以外・退院後初回　　退院日からの日数：　　　日（退院後初回の場合）

【内服薬】(※ 担当者メモ欄)

免疫抑制剤　　　　　　　　ステロイド　　　　　　　　　他

【バイタル・飲水量】

体温：　　　℃　脈拍：　　　回/分　血圧：　　／　　mmHg　SpO2：　　％

体重：　　Kg（　月　日）　体重増減（　　　　　）　飲水：　　ml/日

【情報提供・指導内容】				**【特記事項】**
皮膚・爪・毛髪				
□洗浄方法	□軟膏塗布の方法	□軟膏の選択	□皮膚保湿	□皮膚乾燥　□皮疹　□搔痒
□日焼け対策	□メイク	□皮膚科受診の検討		
□カット方法	□爪保湿　□ネイル	□マッサージ	□陥入爪の対処	
□毛染め・パーマ				
□その他：				
眼				
□日常生活習慣の是正	□防腐剤無添加点眼薬紹介	□ホットマスク		□眼乾燥　□視力低下
□眼周囲マッサージ	□眼科受診検討	□涙点プラグ紹介		眼科受診：　　年　　月
□乾燥用ゴーグル紹介	□乾燥用コンタクト紹介	□紫外線予防確認		
□亜麻仁油の紹介	□専門家へ橋渡し			
□その他：				
口腔				
□歯磨きの推奨	□舌ブラシ推奨	□亜鉛補充		□口腔乾燥　□口内痛
□乾燥予防 含漱剤・ジェル紹介	□マスクの使用	□水分補給		□味覚障害
□唾液分泌促進マッサージ提案	□ガムの提案	□食事の工夫		歯科受診：　　年　　月
□歯科受診	□口内痛対策	□昆布茶の紹介		
□その他：				
呼吸				
□呼吸器症状モニタリング	□呼吸筋運動	□HOT 説明		□息切れ　□息苦しさ　□咳
□息切れ時の対処方法	□点鼻薬の検討			□痰
□その他：				
摂食と消化管				
□栄養相談の説明	□食事の工夫	□悪心対策		□悪心　□下痢　□便秘
□排便コントロール				上部内視鏡：　　年　　月
□その他：				下部内視鏡：　　年　　月

図6　LTFU外来記録シート　1/2

（国立がん研究センター中央病院：LTFU 外来記録シート〈https://www.ncc.go.jp/jp/ncch/clinic/stem_cell_transplantation/040/sheet_03.pdf〉（最終アクセス2019年8月）より引用）

National Cancer Center Hospital Long-Term Follow-Up Program

筋肉と関節
- □散歩の推奨　　□運動の紹介　　□ストレッチ
- □緩和薬の紹介　□マッサージ　　□保温
- □その他：

□筋力低下　□手足のつり
□しびれ

陰部・生殖器
- □ 症状モニタリング　□ 洗浄方法　　□ 性交時痛の緩和
- □ ホルモン補充療法　□ 婦人科受診の説明
- □ その他：

□疼痛

元気・精神と感情
- □眠剤の調整検討　　□患者会の紹介　　□支持的傾聴
- □精神腫瘍科の紹介　□家族のサポート方法の紹介
- □その他：

□不眠　□不安

感染予防・予防接種
- □日常生活における感染予防　　□ペットに関して　□食事の判断
- □免疫抑制剤中止後の食事・感染予防　□ワクチン接種
- □その他：

インフルエンザ：　　　年　　　月
肺炎球菌：　　　年　　　月
弱毒ワクチン：　　　年　　　月

社会復帰・リハビリ
- □勤務時間の調整方法　　□通勤の工夫　　□復職後の注意点
- □職場や学校への協力依頼方法　□休息の取り方
- □その他：

復職時期：　　　年　　　月

晩期合併症
- □メタボリック症候群の予防　□検診の推奨　□２次がんリスク
- □その他：

がん検診：　　　年　　　月

渡したリーフレット
- □免疫抑制剤修了時の注意点　　□食中毒の対策　　□眼の GVHD
- □肺 GVHD　　　　　　　　　□口内乾燥対策　　□味覚障害
- □慢性 GVHD 爪の変化　　　　□皮膚 GVHD

担当医への連絡事項

□ 処方依頼　　　□ 他科受診検討　　　□ 電話連絡済み

LTFU 担当者：

図6　LTFU外来記録シート　2/2

植日，内服している免疫抑制薬の量を記載し，移植後の経過期間から患者の GVHDの状況をアセスメントしておく．LTFU外来で患者から聴取した症状を右側の欄（**図6**，【特記事項】）に記載し，指導した内容や渡したリーフレットの種類を左側のリスト（【情報提供・指導内容】）から該当するものにチェックを入れる．担当医に対する処方依頼や他科受診を検討してもらいたい場合には，チェックを入れたうえで，依頼内容を自由記載欄に記載する．シートはLTFU問診票やその他のツールとともにいったん患者に渡し，診察時に患者から担当医へ渡してもらっている．

　このシートを用いることで，移植後のさまざまな症状に対して，必要な情報を漏らさずに確認し，かつ，できるだけ均一な情報提供，指導を行うことができている．当院では担当医の診察前に45分のLTFU外来で看護師による問診を行っているため，その記録を診察までに電子カルテへ入力することは困難であるが，このシートにより担当医がLTFU外来の面談内容を把握でき，タイムリーな情報共有につながっている．

3. LTFU外来記録テンプレート

　LTFU外来記録シートの内容は，チェックを入れることで記録ができる定型テンプレートを電子カルテに設けている．項目は「LTFU外来記録シート：スクリーニング・指導項目リスト（**図6**）」と同様である．看護記録テンプレート導入前は，45分にわたる患者の症状に関する訴えや看護師が指導した内容を毎回記載していたため，記録にかなりの時間を要していたが，導入後は記録時間をかなり短縮することができた．また，LTFU担当看護師による記録のバラツキや記録漏れを減らすことにもつながっており，担当者が違っても前回の指導内容を把握しやすい．

4. LTFU外来リーフレット：患者用リーフレット（**図7**）

　移植後の合併症や問題に関する情報提供を目的とした説明資料であり，当院では LTFUに携わる医師，看護師，薬剤師，栄養士などの多職種で検討のうえ作成した．1つのリーフレットには1つの合併症に関する内容とし，最小限知っておいてもらいたい情報のみ載せている．過去のLTFU外来患者が問診票上に訴えることが多かった症状と，LTFU外来で対応することが多い合併症を優先的に作成している．

　リーフレットは患者の状況に合わせて，LTFU担当看護師が口頭で説明の上，渡している．どの患者にどのリーフレットを渡したかがわかるように，LTFU外来記録シートへ記載し，電子カルテにも記録を残している．

　リーフレットを活用することにより，統一した説明ができるため，LTFU担当になって日が浅い看護師も自信をもって説明することができる．また，リーフレットは患者が後から，何度も読み返すことができ，来院できなかった家族への情報提供や，セルフケアの継続につながることが期待できる．

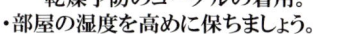
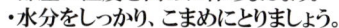

眼のGVHDについて

【原因】
移植片対宿主病（GVHD）によって涙腺、結膜、角膜などが障害を受けることで起こります。

【症状】
乾燥感、灼熱感（熱く感じる）、痛み、異物感、視覚のぼけ、羞明（光がまぶしい感覚）、涙が多い、目やにが増える、まばたきが増える等

【対処方法】
・眼の乾燥を感じたらこまめにヒアレインの点眼を行いましょう。
・眼の乾燥を助長させるような習慣を減らしましょう。
　⇒長時間のパソコン作業、テレビ視聴のときは途中で休憩するとよいでしょう。長時間のエアコン使用等も控えるとよいでしょう。
・外出時の紫外線予防を行いましょう。
　⇒紫外線予防ができるサングラスの着用。
　　乾燥予防のゴーグルの着用。
・部屋の湿度を高めに保ちましょう。
・水分をしっかり、こまめにとりましょう。
・ホットマスクや蒸しタオルで眼の周りを温めてみましょう。
　⇒温めたあとに、眼の周囲を軽くマッサージすることもお勧めです
・涙の質をよくする目的で亜麻仁油（あまにあぶら）が効果的と言われています。使用例：毎日大さじ2杯ほどを食事に入れて摂取する。

【注意点】
・定期的に眼科を受診して診察してもらいましょう。
・視力が落ちた、物が見えづらい、目やにが多いといった症状がある場合は、早めに担当医に相談するか、眼科を受診しましょう。
・ステロイド点眼やステロイドの投与が長期的になると白内障や緑内障のリスクが高くなります。
・乾燥感が強い時は、専門の病院を紹介しますのでご相談ください。

ご不明な点はLTFU外来看護師にお尋ねください。

国立がん研究センター中央病院

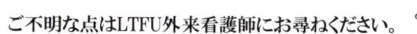

図7　患者用リーフレット（例）

5. NIH慢性GVHDの臓器スコア

　NIH consensus development projectによる慢性GVHDの臓器別スコア2014年版を基に作成したシートである（p 75，図10参照）．移植後90日，6ヵ月，1年後，以降1年ごとの節目のタイミングのLTFU外来で使用している．

　担当医の診察前に，LTFU担当看護師が症状を観察し，記入する．これも他のシートと同様に，フォローアップ外来後にいったん患者に渡し，診察時に担当医に渡してもらう．担当医は看護師の評価を確認しながら，改めて評価を行い，最終的なGVHDスコア評価を記載する．

　このシートを用いることにより，看護師も症状を客観的に把握できるほか，医師の診察時間短縮にもつながっている．また，LTFU外来で看護師がシートを準備す

るため，移植後90日，6ヵ月，1年後，以降1年ごとの節目で慢性GVHDの評価漏れを減らすことにもつながっている．

　これらのツールはすべて電子カルテにスキャナーで取り込み，過去分についても参照できるようにしている．

D. 将来の展望

　移植後2年，5年経過したすべてのがんサバイバーが，移植後に何らかの新たな病気にかかるわけではないが，GVHDそのもののほかGVHDに対する免疫抑制薬の影響，さらに遡って移植前処置や移植前の化学療法など，移植に関連するさまざまな要因の影響は退院後も長期に続く．また内分泌疾患，二次がんなどの身体的晩期合併症，QOL低下や心理面への影響，経済面，就学就労，家族の問題など，退院後の外来で見逃さずにスクリーニングと介入を行いたいポイントはさまざまである．

　一方，移植後フォローアップ外来は入院病棟や一般外来も担当する看護師・医師によって運用されている施設も多く，見逃さずに丁寧な診療を行うことが必要な一方で，効率的な運用を目指した工夫が，リソースの活用，医療者の疲弊を防ぐ点でも非常に重要である．

　現状では，各施設が独自のツールを試行錯誤して使用しているが，将来的には多施設で用いることができる共通ツールの開発も望まれる．共通ツールの使用は，施設間におけるフォローアップ外来の質の均てん化，移植数の少ない施設におけるフォローアップ外来の立ち上げの一助になることが期待される．

　移植後5年目以降の晩期合併症については，患者からの報告がないことによる発症率の過小評価が予測される．問診票を用いることにより二次がんや臓器障害の発症を拾い上げることで，晩期合併症の正確な発症率を評価し，わが国における移植後の適正なスクリーニング，健診項目の確立につながることも望まれる．

文　献

1) Khera N et al : Nonmalignant late effects and compromised functional status in survivors of hematopoietic cell transplantation. J Clin Oncol **30** : 71-77, 2012

2) Kurosawa S, Fukuda T : Management of late complications after allogeneic hematopoietic stem cell transplantation. [Rinsho ketsueki] The Japanese Journal of Clinical Hematology **54** : 167-176, 2013

2 外来面談・相談対応に活用できる コミュニケーション・スキル

A. 移植後長期フォローアップ外来で行われる面談の 特徴と意義

1. LTFU外来で展開される面談の特徴

LTFU外来の対象者は移植を受けて退院した後のあらゆる段階の患者およびその家族である．移植後半年以内の早期の段階から1年以上経過，5年以上経過など，異なる経過年数に応じた対応が必要になる．また，患者によってGVHDや感染症，晩期合併症などの発症や状態，治療が異なること，生活環境や社会的役割も多様であることなどから，対応する看護師には，患者の長い経過を考慮しつつ，現在の問題に焦点化すること，優先すべき課題は何か考えながら対話を続けること，起こりうる問題，回避できる問題を予測してかかわることが求められる．

LTFU外来での面談対応は，その日の外来枠で設定された時間に看護師1名が行っていることが多い．そして患者1人当たりにかける面談時間は30〜60分の外来枠の制限がある．LTFU担当看護師は限られた時間の中で，その場で情報を効率的に得てアセスメントし，状況や状態を評価して，必要な介入を判断する．この面談と介入の流れにおいては，移植後経過やGVHD，感染症，晩期合併症などに関する知識，注意すべき変化，対処方法や治療などの理解をもとに，状況に合わせたコミュニケーション・スキルを用いて情報収集するだけでなく，情緒的支援にもつながる介入を効率よく展開している．

2. 医師，その他の多職種とも情報共有し，方向性を確認すること

LTFU外来では，医療者間の情報共有や連携は非常に重要である．日常的な移植チームスタッフ間の信頼関係や役割分担はLTFU外来運営の重要な基盤となる．LTFU担当看護師は外来での患者面談を通して患者の問題・課題を発見し，共有し，多職種チームが協働して問題解決に導くための要となっている．

治療上・看護介入上の目標は，医師とLTFU担当看護師間だけでなく，患者本人，そしてかかわる医療者すべてが共有しておく必要がある．そして，患者の問題に応じて，薬剤師，管理栄養士，心理士，理学療法士，作業療法士など，専門職種の介入につなげる機会をつくる．患者本人ともよく話をする時間を設け，現状理解を支援すること，さまざまな医療者が同じ目標の下に力を注ぐ体制があることは，患者と目標を共有するうえでも大切である．

治療上の目標や方向性が多職種間および患者と明確に共有できていると，発見さ

れた問題の解決策についての優先順位をつけていくことができる．原病の状態，感染症，GVHD，合併症などのコントロール，日常生活行動，社会復帰など，今優先するべきことと，今後予測される問題の対応のバランスを考えて，患者の理解を得てセルフケアの力を引き出す面談につなげる．

3. 限られた面談時間の中で行うこと

a◉患者と家族を迎え入れる

LTFU外来を担当する看護師の多くは，移植を行う病棟での移植看護経験を有する．入院病棟に所属する看護師が外来担当日のみ病棟業務から離れてLTFU外来対応を行う場合もあれば，外来や相談部門など病棟以外の配属の看護師が担当する場合もある．入院中に患者に直接かかわっておらず，LTFU外来で初めて患者・家族と対面する場合もある．移植後の経過や生活，社会復帰のさまざまな状況に対処している患者・家族が，安心して受診できるよう，LTFU外来の場の温かい雰囲気をつくり，迎え入れる態度を示すことは大切である．

b◉話のきっかけづくり

今回の受診までの経過をあらかじめ情報収集し，必要になる情報を焦点化し，より多くの情報を患者から引き出す．問診票を活用して事前に患者自身にも問題となっていることや注意すべきことを整理してもらう機会も有効である．患者自身が今一番気がかりに思っていることをきっかけに，意図的な問いかけを行ったり，傾聴することを通して新たなきっかけをつくったりする．感染症，感染予防策，GVHD，晩期合併症，社会生活や日常生活の状態など，あらかじめ聞き取ることをリスト化して面談を進めることも効率的である．

c◉問題の発見と気づきを生み出す

移植後の経過期間はさまざまであるが，患者も家族もほとんど経験したことがない出来事を体験している．不安や戸惑い，驚き，苦悩など，自分自身でも気づかない感情の負担を抱えていることもある．感情表出を促すことを通して，理解を示し，問題を1人で抱え込まなくてもよいことを伝える．また，表現することで患者自身が問題に直面することを助ける．外来での面談は，患者と担当看護師とでさまざまな気づきを生み出す時間にもなる．

d◉課題，対象に合わせてコミュニケーション・スキルを活用する

面談の中では移植後経過の時期に共通する課題や予測される問題もあれば，患者それぞれの病状や日常生活，社会的役割，人間関係などの状況によって個別的な出来事への対応も取り上げる．課題や対象に合わせた対話とその人に合った対処や問題解決方法の提案ができること，実現可能なことを話し合えることが必要になる．さまざまなコミュニケーションのスタイルや知識を理解し，スキルを高めることは，LTFU外来での面談において重要である．

また，コミュニケーションの相手となる患者・家族にとっても，連携・協働する医師やその他の職種スタッフにとっても，LTFU外来を担当する看護師自身にとっ

ても互いが尊重されるコミュニケーション・スキルは，患者・家族を含めたチームによる円滑なLTFU運営のためにも重要である．

"B. 移植後フォローアップ外来面談で活用できる スキルや考え方"

1. 患者・家族の理解 ―情報を適切に収集し，アセスメントする―

　LTFU外来担当看護師は，面談の中で効率的・効果的に情報を得て，患者のQOL向上を目指した支援をコーディネートする要となる．LTFU外来では，大まかに分類すると，「感染症・感染予防」「GVHD」「晩期合併症」「心理社会的問題」に関する情報収集と包括的なアセスメントと評価を行い，個々の患者に応じた診療や看護

表1　LTFU外来における情報収集とアセスメント・面談対応の視点の例

項　目	情　報	アセスメントと面談対応の視点の例
感染症・感染予防	感染徴候を示す関連データ β-Dグルカン，IgG値，CRPなど	顕在化した感染徴候はなくても，データと日常生活状況，セルフケア状況を総合して，感染徴候のモニタリング継続や生活上のどのような注意が必要かを検討する．
	肺炎，尿路感染症・膀胱炎などの感染徴候症状の有無	ニューモシスチス肺炎予防の必要性は医師と情報共有し，検討する．自覚症状と感染徴候の関連性，症状や日常生活面で不足している情報はないか十分確認する．
		ワクチン接種歴の確認とそれに応じた指導が必要となる内容を判断する．
	口腔衛生状態 歯肉炎，智歯周囲炎，う歯	口腔ケアの継続とセルフチェックの指導の必要性を判断する． う歯や智歯周囲炎などの再燃がある場合，重症感染症・敗血症予防のため，抜歯も視野に入れて担当医，歯科医と相談する．
	皮膚の清潔保持，傷など	保湿の頻度や程度，軟膏類の量，塗布の頻度，洗浄方法やタイミングなど，セルフケアの状況はどうか確認する． 傷ができている場合はそれにいつ気が付いたかなどを確認し，GVHD症状や皮膚乾燥などによる搔痒感がある場合は症状やストレスの緩和方法を検討する必要がある．
	内服管理	
	服薬アドヒアランス状況	決められた内服薬の自己中止はないか，生活パターンと内服タイミングは合致しているか，確認する．健康に関する本人の信念を尊重したかかわりは重要である． アドヒアランス良好な場合も必要な確認は行い，ポジティブフィードバックやエンパワーメントにつなげる．
	免疫抑制薬・ステロイドの長期使用	日常生活における感染予防行動の確認が必要になる． ・細菌・ウイルス・真菌感染を主とした予防行動はできているか． ・趣味の野外活動時の感染リスクの認識とコーピング行動については，患者自身の認識を確認し，補足説明が必要となることを判断する．
	家族の理解と協力	同居している患者の家族やパートナーの理解度の確認も必要な場合がある． 現状と感染予防についてどのように理解しているか確認したうえで，不足点があれば理解を促すための介入が必要である．

（つづく）

表1　LTFU外来における情報収集とアセスメント・面談対応の視点の例 （つづき）

項　目	情　報	アセスメントと面談対応の視点の例
GVHD	慢性GVHDの重症度判定	慢性GVHDの活動性を自覚症状や他覚症状，データから判断する．より正確な活動性を評価するための情報収集の追加が必要になる場合もある． 　KPSの状況：行動制限はない場合でもモニタリングの継続は必要である． 　肺：呼吸器症状と肺機能検査の確認は必要である．階段や平地歩行時の息切れ感はないか，肺機能検査の結果などをふまえ，重症度判定を行い，治療・介入につなげる． 　消化管：体重減少・食欲不振などとGVHDの関連性を評価する． 　関節・筋膜：問診だけでは情報が不十分になりやすい．視診・触診も含めた客観的な評価も重要である． 　生殖器：問診票などで話のきっかけをつくることも有用である．腟の乾燥感や性交痛などは患者から言い出しにくいことが多いことを留意しておく．必要に応じて婦人科診察・評価が必要になる．
	主観的症状とGVHDとの関連性の確認	受診の主訴を中心に，自覚している症状（嘔気，食欲不振，息切れ，易労感・活力低下など）の原因検索となる情報を得る．今後の慢性GVHDに対する治療方針や予測される病状の変化について主治医に確認し，患者と目標を共有して観察・評価を行う必要がある．
	皮膚GVHD	通院している近医があれば，情報共有し連携を図る必要がある． 皮膚のセルフケアの方法を確認し，患者の生活に即したケアの方法を一緒に考え提案する必要がある．屋外での活動は，紫外線による皮膚や眼のGVHDの悪化や疲労による免疫低下がGVHDを悪化させる可能性がある． 皮膚の症状は，十分に皮膚ケアが行えていないための症状か，GVHD関連の皮膚障害か，日常生活状況とセルフケアの状況を総合して評価する．
	口腔GVHD	口腔粘膜両頬部粘膜に浮腫と口腔内の乾燥などが併存して発生するリスクがある．口腔内乾燥が全体的所見としてみられても，今後，水泡形成，粘膜障害や粘膜萎縮に変化することも考えられる． 口腔ケアの継続とセルフチェックができる方法を確認し指導する必要がある． ・いつからどの部位に症状がみられているか情報収集する． ・咀嚼で頬粘膜を傷つけると口腔粘膜障害の悪化のリスクもあるため，食事摂取時の留意点も指導する． ・症状出現部位や食事内容との関連を確認し指導する． ・症状出現部位が歯との接触部位であれば，歯科と相談し，軽減を図る．
	眼GVHD	初期は軽度のドライアイでも，長期化すると角膜への刺激を繰り返し，角膜炎症状悪化の可能性もある．自己での予防行動が取れているか確認する． 点眼継続，定期的な眼科受診，症状評価は重要である．
	関節・筋肉GVHD	関節可動域の確認と症状と生活行動に応じたリハビリテーション指導の必要性がある．
	ステロイド長期投与	長期化した慢性GVHDではステロイド長期投与となることが多く，早期から糖尿病リスクを考慮する必要がある． 内服管理と皮膚ケア（皮膚は脆弱になりやすい），口腔ケア（真菌感染のリスクが高い）などのセルフケア継続が重要である．セルフケアの理解度や実施状況について確認し，支援を検討する．

（つづく）

表1　LTFU外来における情報収集とアセスメント・面談対応の視点の例（つづき）

項　目	情　報	アセスメントと面談対応の視点の例
晩期合併症	移植後経過期間から予測される合併症情報	移植後経過期間に応じた定期的な呼吸器，目，口腔，肝臓，心血管，皮膚，腎，筋，結合組織，骨格系，神経，内分泌，二次がんの総合的なスクリーニングについて説明が必要である． 非特異的な症状については原因検索と対応検討のため，積極的な他科のコンサルトも必要である． 前処置（TBI）やGVHD症状を考慮して，視力低下に関する情報も得る（白内障，ドライアイのリスク）． 性腺機能障害，生殖器の問題として，腟乾燥に関する外陰部の情報，卵巣機能など婦人科的情報は不足しやすくなることを念頭に置く．
	呼吸器合併症関連症状	定期的に呼吸機能検査を行い，評価する必要がある． 日常的な運動習慣，活動後の呼吸器症状（息切れ，呼吸苦など）の有無も確認する．
	疲労感・倦怠感	易労感，労作時の息切れ，活力低下などに関連した情報の確認が必要である． 下肢筋力低下や体力低下については，筋・神経症状にも留意した観察，リハビリテーション導入の検討が必要である．
	食事摂取・栄養状態	栄養・食事指導の必要性を自覚症状，検査データ・臨床症状から判断する． 食事をしても体重が増えないことに戸惑いを感じ，何を食べてよいか迷うなど，移植後早期は食事摂取と体重増加に対するプレッシャーと無力感を感じやすいことに配慮し，無理なくできる方法を一緒に考える． 食事の量や間隔，食事内容を確認し，状況を整理し支援を検討する必要がある． 栄養士との連携を図り，食事指導も検討していく必要がある． 移植後長期経過すると，脂質異常症，高血糖などメタボリック症候群に移行しやすく，食事・運動などの生活習慣の指導と必要時は内服薬によるコントロールを検討する必要がある．
	ステロイド長期投与による合併症	糖尿病，骨粗鬆症，ミオパチーなどの有無や程度についてモニタリングが必要である． ステロイドの長期使用となった場合や慢性GVHDにより，筋力低下悪化のリスクもあり，筋力・筋持久力の維持・増強も必要である． GVHDがコントロールされていればステロイドを減量することになるが，その影響で易労感・倦怠感が改善しない（増強する）可能性もある．
	TBI併用前処置後	眼の症状との関係について情報収集する必要がある． 甲状腺機能低下症，内分泌系データにも注意が必要である．
	性腺機能障害・不妊への対応	女性は早期閉経の状態にあることを考慮し，ホルモン補充療法を導入することもあるが，メリットとデメリットを十分考慮する必要があり，説明と意思決定支援は重要である． 男女ともに，家族やパートナーとの関係性の中で考慮する必要もあり，1人で悩んでいないか，解決策を一緒に考えることも併せて伝えてみることも必要である．
	二次がんリスク	放射線照射歴（部位，時期など），抗悪性腫瘍薬投与歴など，二次がんのリスクを考慮する． 移植後患者は一般健常者よりも，食道がんや口腔のがん，皮膚がんなど，いわゆる「がん検診」が行われていないがん種の発症リスクが高い傾向にあるので，定期的な健康診断や歯科受診，セルフモニタリングを継続することを指導する必要がある．GVHD症状の発症部位は，脆弱な状態であり注意が必要である．

（つづく）

表1　LTFU外来における情報収集とアセスメント・面談対応の視点の例 （つづき）

項　目	情　報	アセスメントと面談対応の視点の例
心理社会的問題	患者の思い	現状や今後の見通しの不確かさなど，不安に影響する心身の問題を長期にわたって抱えている可能性を考慮する．身体面の回復遅延による焦燥感，感染のリスク，GVHDや晩期合併症発症などに対する不安は大きく，それらに注意しながら生活することの拘束感や負担感はストレスを高めることに配慮して，気持ちを確認する． 日常生活行動や睡眠への影響，極度の不安や抑うつ傾向がないか観察し，必要に応じて精神腫瘍科などの専門家の支援につなげることを考えながら，情報収集と対話を行う．
	仕事に関する考え・思い	患者自身が仕事についてどう考えているか話し合う必要がある． ・仕事中心の生活は負担が大きいと予想される一方で，仕事をすることは，本人の社会的役割として生きる意味ともなっている場合もある． ・身体的に負荷の大きい仕事内容，付き合いなど，体力回復や身体の状態とのバランスを一緒に考える必要がある．身体負荷が大きくなる付き合いは，仕事に影響するものなのかどうか情報を得る． ・仕事について自分1人で抱え込んで，「自分がやらないとどうにもならない」と責任を感じ，現在の回復が伴わないことに焦りを感じている場合もある．先のみえない辛さや，いつまでこんなことが続くのかといった不安もあることなど，精神面での情報を得ていく必要がある． ・患者にかかわる職場関係者や家族など周囲の負担感も確認するとともに，その時々で得られている支援についても確認し，追加の支援方法について検討する．
	社会復帰に向けた目標設定・準備状況	職場復帰を考える時期までに，易労感や活力低下がある場合は目標を定めて，職場での活動，通勤などを考慮した体力回復を目指す必要がある． 短期的な目標のもと，職場復帰を段階的に目指す長期目標を設定し，そのための身体状態の回復を少しずつ進め，患者の自信につなげる必要がある． 残っている休職期間，社内で活用できる支援制度などの情報は重要である． 仕事内容，職種，就業時間についての情報を得て，復職が具体的になったときに，段階的に復帰準備するために活用できるようにしておくとよい． 勤務地までの距離，移動手段，所要時間なども重要な情報になる．
	家族の状況・思い	家族や患者を支える周囲の状況をよく把握する必要がある． 患者が誰を支えに思っているか，主介護者であると思われる家族やパートナーの日々の生活状況，精神状況など家族ダイナミクスを確認し，必要な支援を多職種で検討する必要がある． セクシュアリティに関する問題，経済面に関する問題についても機会を逃さず確認し，必要な支援を検討する必要がある． 自宅の家事でも家族の支援が必要な状態であると，精神的な負担感も大きい．自宅での家事全般がすべてではなく，ある程度可能になることが現実的な目標設定と考え，少しずつ役割を拡大する． 家族と患者本人が気兼ねなく話し合い，相談しあえるよう，話を聞き，気持ちを整理できるようにかかわる必要がある．
	経済的問題	現在経済的に困っていることがあるかどうか，情報を得ておく． 必要時に社会資源を活用できるよう情報提供しておく．MSWなどとの連携も図ることを考慮する．
	友人・パートナーなどとの関係	友人やパートナー（婚約者など）との関係性の問題が生じる場合もある．患者と婚約者での答えを見い出してもらうことでしか解決ができない課題である場合が多いが，お互いに話をするうえで状況の整理や今後の支援方法を一緒に考えていくことも必要である．

表2 基本的コミュニケーション・スキル

1）聴くための準備をする	礼儀正しい態度で接する，身だしなみを整える，挨拶をする，自己紹介をする，まずは自分が落ち着く，静かで快適な場所やプライバシーの保たれた場所を設定する，座る位置に配慮する（患者が話しやすい距離），目や顔をみる，目線は同じ高さを保つ，時間を守る，患者の希望に合わせる，情報共有の希望を確認する，家族の同席の希望について確認する，患者の知りたくないという気持ちを尊重する.
2）現状の理解を確認，問題点を把握する	患者が現状についてどのように理解しているのか確認する，認識の確認，誤解の有無を知る，病気だけでなく患者自身への関心を示す，話し方や様子に注目する.
3）効果的に傾聴する	感情の表出を促し，その内容について批判や解釈を与えることなく傾聴する.
4）応答するスキル	患者がいいたいことを探索し理解する，相づちを打つ，患者のいうことを自分の言葉で言い換えるなどして理解したことを伝える.
5）共感するスキル	患者の気持ちを探索し理解する，沈黙を積極的に使う，患者の言葉を繰り返す.

（田村恵子（編）：緩和ケア教育テキスト，がんと診断された時からの緩和ケアの推進，p 18-28，メディカ出版，2017より引用）

ケア，多職種チームによる介入につなげている．**表1**には，この項目ごとに情報収集とアセスメントや面談対応の視点を整理している．起こりうるすべてのパターンではないが，得られた情報を総合してアセスメント・評価し，継続的にかかわる視点の参考にされたい．

2. 感情表出を促す —NURSEのスキルを活用する—

　面談の中では，患者や家族が抱える問題に対する思いや考えを引き出す必要がある．その際に，問題となっていることに焦点をあてて情報を得ていくことも必要であるが，その問題によって生じている患者や家族の「感情」に焦点をあて，それが表出されることで，患者や家族にとっては辛さや不安などの不快な感情が受け止められる相手を得て，安心できることがある．そして，自らの問題に直面し，複雑な現状や問題を整理するきっかけを得られることもある．

　ここでは，感情表出を促すコミュニケーションの前提として基本的なコミュニケーション・スキルの内容と，感情表出を促すコミュニケーション・スキルの一例として「NURSE」のスキルを紹介する．

a❂基本的なコミュニケーション・スキル

　表2に「基本的なコミュニケーション・スキル」の内容を示す[1]．LTFU外来の面談において，まず，患者や家族を迎え入れ，対話を始めるための自分自身の態度や姿勢，部屋の準備，必要な情報収集や医師との情報共有による方針の確認，そして，傾聴や共感という，看護師としてのケアの基本でもあるスキルが含まれる．

　LTFU外来では，外来予約枠の設定の中で面談を行い，前述のような網羅的な情

報収集を行いながら，傾聴と共感によって患者の表出する感情も受け止め，患者が安心して話すことができるように応答している．移植後のさまざまな経過の中で，日常生活や社会生活の拡大を図る患者の体験は，患者・家族にとっては初めての体験で戸惑いながら対処している．こんな経過は自分だけではないのか，他の患者はどのように対処しているのか，思うように回復しないのは自分が悪いのか，なぜこんな合併症に苦しまされるのか，などのいろいろな感情も当然のことだと受け止めてもらえる相手が存在することは大きな支えになり，現実的な対処に踏み出す気持ちにつながっていると考える．

b❂感情表出を促すコミュニケーション・スキル「NURSE」[1,2]

患者の感情表出を促すための看護師のコミュニケーション・スキルとして，「NURSE」は非常に有用である．「NURSE」の基盤となるコミュニケーションのポイントとして，以下の3点が挙げられている．

● ask-tell-ask

患者が知っていること（もっている情報，経験していること，考えていることなど）を引き出し，関係性の構築を始める．患者が自ら問題を感じていることについて，病気や治療について理解していることについて，オープンクエスチョンを用いて，患者から説明できるよう促す（ask）．

必要な場合は，端的に情報を伝え，理解の確認を進める（tell）．

そして，改めて患者の理解を確認するために，理解していることを問う（ask）．

● tell me more

患者の話したいことに基づいて，話を遮らず，「もっと詳しく話してほしい」「今話していたお気持ちについて詳しく聞かせてほしい」と伝えて，患者の話したい気持ちや事柄を引き出す．

● respond emotion with NURSE

「NURSE」のスキルを用いて，患者が表出した感情に応答する．患者は自分の感情をさらに表現しながら，自分の気づかなかった感情にも直面したり，さまざまな感情を受け止められ，理解されたことに安心したりする．そして，気持ちを落ち着け，整理し，具体的な対処に踏み出すきっかけをつかむこともある．

「NURSE」とは，患者とのコミュニケーションのやりとりの中で発揮される以下のような看護師のスキルの内容を示している．

● N＝Naming（命名する）

患者の感情に生じていることに注目し，その感情について「悲しい」「心配だ」「寂しい」「苦しい」「うれしい」など具体的な表現を返してみる．患者に理解を示すことになったり，相違点があれば，そこから自分の感情に気づいたりすることもある．

● U＝Understanding（理解を示す）

患者の困難な状況や感情・反応が理解できるものであることを表明して，「その

お気持ちは当然のことと思います」「同じような状況では，他の方も同じお気持ちを話されます」など，その感情は当然であると受け入れる応答をする．患者が受容や安心を感じることで，関係構築にも意義がある．

● **R＝Respecting（承認する）**

患者の感情だけでなく，姿勢や態度，対処なども含めて，「とても頑張られましたね」「本当に大変なところを乗り越えてこられて，なかなかできないことですよね」など患者本人に対する承認を表現する．対話の中で意識的に取り入れないと難しいが，共感を示す重要なスキルである．

● **S＝Supporting（支持する）**

看護師が患者を支援したいと考えていることを表明する．感情を受け止め理解と共感を示したことを患者も認識したうえで（Naming・Exploring），患者を支持する意思を伝えることに意味があるという点に留意する．

● **E＝Exploring（探索する）**

患者に共感を示すうえでもっとも重要なスキルである．「どのようなお気持ちか，詳しくお話いただけますか」「気がかりなことをもっと聞かせてください」などのように，患者が話すことに関心を示し，感情表出を促す．

3. さまざまな状況や立場を尊重する ―アサーティブ・コミュニケーション―

a◉アサーティブとは

アサーティブネスとは，必要だと考えられることが行えていないことに対して，一方的に言うことでも黙って飲み込むことでもなく，医療者としての意見や考え気持ちを相手に伝えるためのコミュニケーションの考え方と伝え方を指す．アサーティブネスは日本語で「自己主張」と訳されることがあるが，決して言いたいことを言うだけではない．他人の権利を侵害することなく自分の権利も行使できるようになる考え方である[3]．

一般に看護師のように人を援助する職業についている人は，人の役に立ちたいという気持ちが強いために，自分を抑えて相手を優先しがちで非主張的になりやすく，また，時にそうした我慢が高じて攻撃的になることがある[4]．また，相手を否定してはいけない，傷つけてはいけないと，回りくどい言い方になったりして，その結果，伝わらずもやもやしてしまうこともある．相手の気持ちを考えながら，それぞれの考えていることを話し合えることは，患者にとって最善のケアを提供するために重要であり，その積み重ねが信頼関係につながる基本的な姿勢でもある．

森田[5]は，アサーティブネスを支える根底の考え方として，誠実，率直，対等，自己責任という4つの柱と軸を示している（**図1**）．難しいコミュニケーションが求められるLTFUでは，自分も相手も大切にするコミュニケーション能力を高めることは重要である．

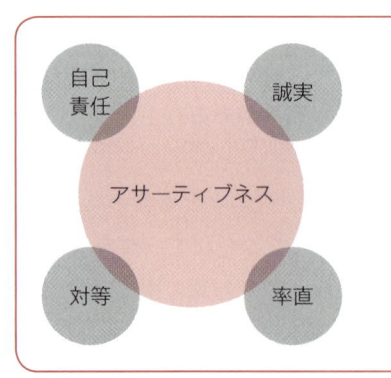

誠実：自分と相手に誠実であろうとする.
率直：回りくどい言い方ではなく，具体的で端的に分かりやすく話す.
対等：立場や価値観が違ったとしても相手を1名の人間として見ながら上からでも下からでもない姿勢で向き合う.
自己責任：自分の言葉は誰のせいでもなく，自分で選んだものであると認める.

図1　アサーティブネスを支える4つの柱
（森田汐生：アサーティブ・コミュニケーション，SMART NURSE **19**；74-77，2007 より引用）

b ● アサーティブなものの見方や考え方，伝え方

● さまざまな状況への対応

　患者は，退院といっても療養場所が自宅に変わるところからスタートとなる. 免疫抑制薬のコントロール，感染管理，食事管理を継続的に行いながら，就労や学校生活が開始されることもある. そのような中にあっても，セルフケアを継続する必要があることは前項までで説明がされているとおりである. 患者は，このような時に，想像以上に回復しない自身の状態に落胆したり，入院中に行えていたことが難しくなったり，自分を社会にどのように適応させていけばいいのか戸惑う. LTFUでは症状だけでなく，生活環境の違う患者への支援が求められ，さらに，私たちには見えないさまざまな患者・家族の事情を加味した対応が求められる.

　LTFU担当看護師は，まず，話し合いができる場を設定する. 相手も自分も話を聴く姿勢をもち，互いに知ってもらいたいことを主張できる環境が重要である. つぎに，毎回の面談で，セルフケアが行えていないと思われる患者には，「何と言えばいいのか迷ってしまいますが，どうしたら力になれるでしょうか」や「入院中のように感染予防をすることは退院をすると難しいことがあると思います. 免疫抑制薬を継続している時期なので，感染が心配です」といったように自己開示をし，「家に帰ると病院とは生活の流れが違うので，気を付けようと思っても難しいこともあるかもしれませんね. 普段の生活について伺い一緒に考えていきたいと思います」と患者の抱える葛藤にも耳を傾け一緒に考えたいという姿勢を示す. このような姿勢でのかかわりの積み重ねで信頼関係を得ていくことが患者からの情報を増やし，患者の行動や態度を変える具体的な提案に近づく. 発生している状況に対して自分がどう考えているかを伝えること，次に相手の立場への理解を示したうえで実現可能な提案を共に考える.

　ここでの注意点として，伝え方によっては必要なことが伝わらないということである. 「入院中に頑張っていた様にやってください」「少し気分転換に外に出てみるのもいいですね」といったように看護師の思いを伝えても相手には伝わらない. また，「頻繁に」「適宜」といった抽象的な表現では医療者と患者の目標に差が生じ

表3 コーチングの5つの基本ステップ

Step 1	どのような健康を手に入れたいですか？【目標を決める】
	現状はどうですか？【現状を知る】
Step 2	うまくいかないことは何ですか？【障害を知る】
	うまくいっていることは何ですか【強みを知る】
Step 3	目標達成のためにあなたは何ができますか？【戦略を練る】
Step 4	私がサポートできることは何ですか？【サポートする】
Step 5	いつから始めますか？【行動を促す】

る．患者の生活に合わせて，具体的に何日，何時間，何回といった目安を示すことでより可能な行動がイメージできる．ただし，具体的な目標が設定は，できた，できないという評価となりやすい．できない＝駄目といった視点ではなく，「こうすれば大丈夫」という代替案を提示できることはアサーティブなノーを伝えることと言える．

● 怒りへの対応

移植後のGVHDのコントロールが思うように行かず，先の見えない不安からイライラして声を荒げたり，強い口調で話される方もいるかもしれない．そのような場合，どう対応していいのか分からず，必要な事項だけ確認して終わらせてしまうことがあるかもしれない．しかし，それでは本当に患者がもっている課題を共有することにつながらない．このような時にも前述同様にまず話をする場を設定し，患者には話を聞く姿勢をもってもらい，こちらも伝える姿勢を整える．そのうえで，その気持ちを伝えてみるのもアサーティブな自己開示と言える．例えば，「大きな声で話されると私もお話を伺うことが上手くできません．口調が厳しくなってしまう理由を聞かせていただけますか？」．患者はそれによって看護師がどのような経験をしているか気がつくことになると思われる．

4. 患者・家族の力を引き出す ―コーチングによるエンパワーメント―

コーチングとは目標達成のためにコミュニケーション技術を用いて相手の自発的行動を促すことである．このスキルを用いることは，患者が日々の生活のなかで遭遇する困難に対処するために，患者の語りを引き出し，言語化・意識化し，その人のリソースを引き出し，目標達成のための行動を支援することにつながる．医療における自己決定や問題解決を支援するためのツールともいえる．

a◉コーチングの基本構造

コーチングの基礎として，GROWモデルがある．GROWとは，Goal（目標），Reality（現実），Option（選択），What will you do（意思）を意味し，頭文字を取ったものである．西垣ら[6]は，GROWモデルと，それを医療モデルとして提唱した柳澤[7]のモデル（**表3**）を組み合わせてまとめている（**図2**）．以下，2つのモデルを合わせて過程を追ってみる．

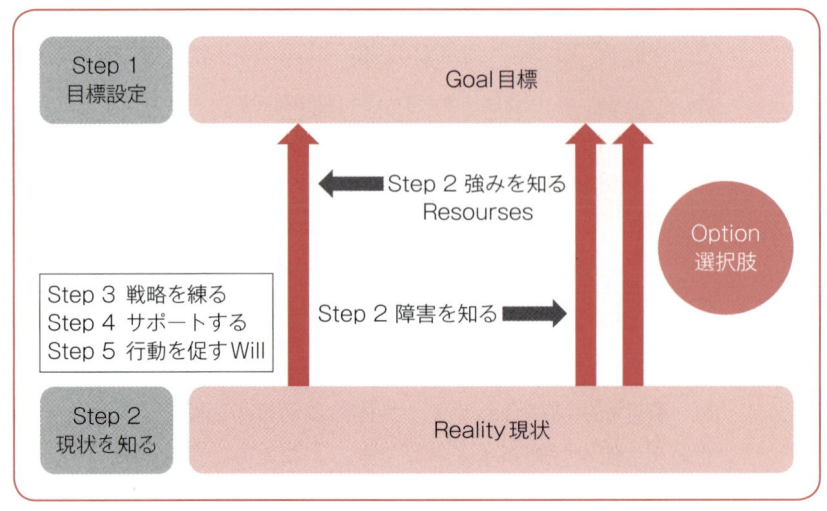

図2　コーチングの基本構造 GROW と 5 つのステップ
（柳澤厚生（編著）：コーチングで保健指導が変わる！　p54, 医学書院, 2008 より引用）

〈Step 1〉目標を設定する

　目標がモチベーションにどのように影響するかを心理学的に解明しようとする理論に目標設定理論がある．この理論はコーチングの目標設定でもあるとし，佐々木[8] は，モチベーションを高める目標設定の際の注意事項として以下の 4 つを挙げている．

①能力（その目標を達成するだけの能力はあるのか）．
②目標へのコミットメント（その目標をどれだけ達成したいと思っているか）．
③受け取るフィードバック（目標達成に向かって作業する過程で，適切なフィードバックを受けているか）．
④もっているストラテジー（その目標を達成するための有効な方法・手段を知っているか）．

また，よい目標設定のために以下の SMART の原則というものもある．

S（Specific）：具体的であること．
M（Measurable）：測定可能であること．
A（Attainable）：達成可能であること．
R（Realistic）：現実的であること．
T（Time-based）：時間の基準（いつまで）があること．

いつ何を達成するかを具体的に決めておくことが大切である．
　目標設定は具体的で高めの設定がモチベーションを改善して高い成果につながるともいわれている．一方で，患者の目標設定においては，注意が必要であると考える．うまく目標達成ができないことは，自己効力感やエンパワーメントを下げることにつながることも考えられるからである．そのため目標設定後の早い時期に

フィードバックを行い適宜目標の変更，修正が必要である．

〈Step 2〉現実を知る（強みと障害を知る）

現実は，患者の現状を把握することである．目標と現実の差を埋めるために患者が活用可能な資源をみつける必要がある．現実をより客観的に，より具体的に表現できるとサポート力が高まる．

人，物，金，知識，情報，経験，時間といった活用可能な資源を患者と一緒に探す．また，モデリング（modeling），自己効力感（self-efficacy），社会的支援（social support），ストレス対処法（stress management）などの健康行動理論の考え方も活用可能である．モデリングはモデルとなる人の行動を観察すること．自己効力とは，自己の成功体験や代理的経験，社会支援としては，情緒的支援．手段的支援，情報的支援．ストレス対処法としては，自分のストレス因子と反応の関係を理解し，ストレス因子や反応に対処法をあてはめストレスを緩和することなどがある[9]．

現状を把握する際に注意が必要なこととして，患者の「思い込み」がある．思い込みとは，ある物事を自分の経験によって築いた世界観を元に主観的に「こうである」と偏った見方をすることを指す．患者の口から「自分だけ辛い」「自分はほかの人より不幸だ」といった言葉を聞くことがある．十分に話を聞く姿勢をもったうえで，幸せな部分があることに気づいてもらうことも次のステップに進むために重要である．

〈Step 3〉戦略を練る

患者自身が達成可能な目標を立てることが目標である．自分がもっている資源を選択する．この過程において患者が自ら方策を決定していくことが重要である．また，複数の戦略を考えてもらう．この方策を沢山考えておくことで，うまくいかない場合の対策がとりやすくなる．前述の思い込みや自身の能力を低くとらえている患者に対しては，いろいろなことを考えずにできるか？　という点で選択をするのが最初の一歩である．

〈Step 4〉サポートする

「その行動で目標を達成できるか」「どのような障害が起こりうるか」「どんなサポートが必要か」といった問いかけから，患者が必要な助けを得やすい環境を整える．支援内容を患者の意思で決めることで患者が主体的に目標達成に向かう意識が高まると考えられる．看護師は時に何らかのアドバイスをしたくなるが，アドバイスをするのではなく提案をする．提案をする場合でも「1つ提案をしていいですか？」と患者の許可を得て患者が提案に耳を傾けるように促す．そのうえで，シンプルで具体的な提案をし，患者自らが実行可能な行動目標を立てられるように支援する．

〈Step 5〉行動を促すWill

Step 4までの準備が整い，患者が実際に何時から行動を開始するかを確認しておくことが，決意表明となるとともに，本当に行動をする意思（will）があるかの確

認にもなる．「今度の外来の時にまた様子をうかがわせてください」と次につなげ
つつ，「うまくいかないときには，またお話しましょう」と加えることで，相談に
のる場がある事を加えておくことが面談から距離をおかずにフォローアップをつな
げることにつながると考える．患者の力を信じてかかわり続けることが重要であ
る．

b⊛注意が必要なこと

　このように患者とのかかわりの方法としてコーチングについてまとめた．しか
し，時に注意が必要な場合もある．移植後に精神症状が出現している場合，精神科
治療が必要な場合には，専門家への相談が大切である．また，健常人にとってはた
やすい目標も，患者にとっては大きすぎる目標となることもある．まずは容易に達
成可能な目標設定から初めて，自信を積み重ねていく配慮が必要となることを忘れ
ずに支援をする必要がある．

5. 倫理的課題に対応する感性を大切にする
—臨床倫理の原則，Jonsen の４分割法—

　患者が移植後にさまざまな問題を抱えているときに看護師はその相談に乗り，症
状だけでなく心理・社会的な問題の解決の方向性を患者とともに見い出せるよう介
入する．患者の身体的な問題については医師と情報を共有することで患者の協力を
得て治療を進める．しかし，心理・社会的問題については患者自身の現状の理解に
基づいて患者の価値観に合わせた解決方法を見い出す必要がある．移植後の倫理的
問題は予後も含めて厳しい選択を迫られることが多く，患者の価値観を大切にし
た，その都度，その都度の意思決定が求められる．

　患者の価値観については患者の心情をよく聞いて共感することが大切である．安
易に共感するだけでは解決の方略を立てることはできない．患者の情報を分析し，
そのもつ意味を考える必要がある．Jonsen の４分割法（1992）（**図3**）[10] は倫理的な
患者の状況や情報を整理し，治療方針を立てるために「医学的適応（medical
indications）」「患者の意向（patient preference）」「QOL（quality of life）」「周囲の
状況（contextual features）」の４つの項目で検討していく方法である．また，この
４項目にはそれぞれ倫理原則が含まれている．倫理原則は「善行（beneficence）と
無害（無危害）（nonmaleficence）」「正義（公正）（justice）」「自律（autonomy）」
「誠実（veracity）」「忠誠（fidelity）」の６つの原則（**表4**）[11] があり，４分割の項目
に配されている．

　病気を診断されてから患者とその家族は何度も医師から病状の変化や治療方針に
ついて説明を受け，さまざまな情報について説明を受けてきている．LTFU におい
ても同様に，病状の変化に伴う診断，合併症など疾病の進行や再発，再移植や緩和
ケアを含む治療の選択など，それぞれの場面において，現状の情報を整理し最善の
選択をするために４分割のシートを活用する．例えば「医学的適応」の１〜６の項
目に順に答えていくと最後の６で，提供されようとしている治療の選択肢は，患者

医学的適応 (medical indications)	患者の意向 (patient preferences)
善行と無危害の原則 1. 患者の医学的問題は何か？　病歴は？　診断は？　予後は？ 2. 急性か，慢性か，重体か，救急か？　可逆的か？ 3. 治療の目標は何か？ 4. 治療が成功する確率は？ 5. 治療が奏効しない場合の計画は何か？ 6. 要約すると，この患者が医学的および看護的ケアからどのくらいの利益を得られるか？　また，どのように害を避けることができるか？	**自律性尊重の原則** 1. 患者には精神的判断能力と法的対応能力があるか？　能力がないという証拠はあるか？ 2. 対応能力がある場合，患者は治療への意向についてどういっているか？ 3. 患者は利益とリスクについて知らされ，それを理解し，同意しているか？ 4. 対応能力がない場合，適切な代理人は誰か？　その代理人は意思決定に関して適切な基準を用いているか？ 5. 患者の事前指示はあるか？ 6. 患者は治療に非協力的か，または協力できない状態か？　その場合，なぜか？ 7. 要約すると，患者の選択権は倫理・法律上最大限に尊重されているか？
QOL (quality of life)	**周囲の状況 (contextual features)**
善行と無危害と自律性尊重の原則 1. 治療した場合，あるいはしなかった場合に，通常の生活に復帰できる見込みはどの程度か？ 2. 治療が成功した場合，患者にとって身体的，精神的，社会的に失うものは何か？ 3. 医療者による患者のQOL評価に偏見を抱かせる要因はあるか？ 4. 患者の現在の状態と予測される将来像は延命が望ましくないと判断されるかもしれない状態か？ 5. 治療をやめる計画やその理論的根拠はあるか？ 6. 緩和ケアの計画はあるか？	**忠実義務と公正の原則** 1. 治療に関する決定に影響する家族の要因はあるか？ 2. 治療に関する決定に影響する医療者側（医師・看護師）の要因はあるか？ 3. 財政的・経済的要因はあるか？ 4. 宗教的・文化的要因はあるか？ 5. 守秘義務を制限する要因はあるか？ 6. 資源配分の問題はあるか？ 7. 治療に関する決定に法律はどのように影響するか？ 8. 臨床研究や教育は関係しているか？ 9. 医療者や施設側で利害対立はあるか？

図3　臨床倫理4分割法
（Jonsen ARほか（著），赤林　朗ほか（監訳）：臨床倫理学，第5版，p 13，新興医学出版社，2006より引用）

に最善の治療とそれに伴う合併症や有害事象，患者の身体的な負担などを評価し分析する．つまり，倫理原則の「善行」「無害（無危害）」についての分析に対応する答えとなり，その選択肢は患者にとって利益（よいこと）があるか，危害（害になること）を避けられるかを具体的に明確に考えられる．同様に「患者の意向」では，最後の7つめの質問で患者の意向や意思を尊重しているかを検討し「自律」の原則について分析する．そのため，患者の価値観や治療について患者の意思決定能力を評価しながら，必要に応じて患者の代弁者として看護師は患者の権利を擁護する役割を担う．4分割表の「QOL」では，患者のよりよい生活と生命の質のために，患者にとって何がよりよいものかの「善行」と「無害（無危害）」ついて評価し，積極的な治療が行き詰まったときに緩和ケアを選択することによるメリット，

表4　倫理原則とその内容

原　則	内　容
善　行	善あるいは益を創出すること．善行と無害が同時にあるとき，無害に強い義務がある．
無　害	有害なことをしない．害の危険性を回避する．
正　義	社会の負担と利益の分配をいかに公平に平などに行うか．功利主義（善行の原則），自由主義（自律の原則），平等主義（正義の原則）
自　律	人は自律している存在として自ら選択した計画に沿って自己決定を行う自由がある．自律性が低くなっている人は保護される．→患者の権利を擁護する：advocacy
誠　実	真実を告げる．人が真に自律した意思決定を下すためには，真実の情報が提供されなければならない．
忠　誠	約束や秘密を守ること．自律，真実と同様に人を尊重することの一側面を表す．

（サラT. フライ，メガン-ジェーン・ジョンストン（著），片田範子，山本あい子（訳）：看護実践の倫理，第3版，倫理的意思決定のためのガイド，p 28-33，日本看護協会出版会，2010より引用）

デメリットも考えることを検討する．そのうえで，「周囲の状況」について治療や看護の選択でかかわっている周囲の人々の価値観と目的を分析する．これにより誰の何の価値観と誰の何の価値観がぶつかってジレンマを形成しているかを分析でき，看護師のもやもやした疑問の解決を助けることになる．

　倫理的問題に取り組むためには，対象者の価値観や期待する結果を医療者が共有することが大切である．LTFU外来では，患者の考えを表出できるようなコミュニケーションの技術，共感し共にいることの態度も必要である．これは対象者の人権を尊重することであるが，その反面，忙しい外来では時間を確保することが困難な状況にも対応することが求められる．LTFUの看護外来では1人ひとりの患者に対応する時間を確保できる．しかし，診察のための外来での限られた短い時間では患者が抱える倫理的な問題がみえにくいため，患者の些細な変化や気がかりに気づいて，看護師が声を掛けることで患者の声にならない声を聴くことができる．このような気づきは倫理的感受性といわれ，看護師は日々の業務やケアの中で自分の中で培っていけるように努める必要がある．

　また，専門性が高くなるにつれ看護師のもつ職業観や患者の「よりよい」ことについての考え方が明確にできるようになると，看護師自身の価値観で患者の状況を判断して介入することがある．私たちのもつ価値観が，患者にそのまま適応できるものではないことに気づくことも倫理的判断をすすめていくときに必要である．私たち自身が患者にパターナリズムを押しつけていないかどうかを考えられるよう，客観的で科学的で中立な状況の捉え方と，患者にとって「よりよい」とは何かを患者と共に考えるケアリングの態度が求められている．

文　献

1）田村恵子（編）：緩和ケア教育テキスト，がんと診断された時からの緩和ケアの推進，p 18-28，メディカ出版，2017

2）一般社団法人日本がん看護学会（監）：患者の感情表出を促す NURSE を用いたコミュニケーションスキル，p 45-60，医学書院，2015

3）勝原裕美子：Be アサーティブ！ ―現場に活かすトレーニングの実際，p 22，医学書院，2003

4）平木典子ほか：ナースのためのアサーション，p 31，金子書房，2002

5）森田汐生：アサーティブ・コミュニケーション，SMART NURSE **19**；74-77，2007

6）西垣悦代ほか（編）：コーチング心理学概論，p 191，ナカニシヤ出版，2015

7）柳澤厚生（編著）：コーチングで保健指導が変わる！，p 54，医学書院，2008

8）佐々木雷太：経営の心理学，Nursing BUSINESS **1**；584，2007

9）坂井敦子：やる気を出すコーチング術，糖尿病ケア **13**；68-71，2016

10）Jonsen AR ほか（著），赤林　朗ほか（監訳）：臨床倫理学，第5版，p 13，新興医学出版社，2006

11）サラ T. フライ，メガン-ジェーン・ジョンストン（著），片田範子，山本あい子（訳）：看護実践の倫理，第3版，倫理的意思決定のためのガイド，p 28-33，日本看護協会出版会，2010

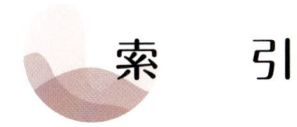

索　引

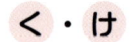

同種造血細胞移植後フォローアップ看護（改訂第2版）

2014年 3月15日　第1版第1刷発行	編集者 日本造血細胞移植学会
2017年11月 1日　第1版第2刷発行	発行者 小立鉦彦
2019年 9月25日　改訂第2版発行	発行所 株式会社 南 江 堂

〒113-8410　東京都文京区本郷三丁目42番6号
☎（出版）03-3811-7236（営業）03-3811-7239
ホームページ https://www.nankodo.co.jp/
印刷・製本 三美印刷
装丁 星子卓也

© The Japan Society for Hematopoietic Cell Transplantation, 2019